口腔住院医师规范化培训系列指导用书

总 主 编　孙卫斌　胡勤刚
副总主编　谢思静　沈苏南

口腔住院医师规范化培训方案

主　编　孙卫斌　胡勤刚
副主编　谢思静
编　者　（以姓氏笔画为序）
　　　　王铁梅　刘　玉　闫　翔　汤旭娜
　　　　孙卫斌　季　骏　胡勤刚　聂蓉蓉
　　　　韩　伟　谢思静

U0294716

人民卫生出版社

图书在版编目（CIP）数据

口腔住院医师规范化培训方案/孙卫斌，胡勤刚主
编. —北京：人民卫生出版社，2019
  ISBN 978-7-117-26787-8

  Ⅰ. ①口… Ⅱ. ①孙… ②胡… Ⅲ. ①口腔科学－职
业培训－自学参考资料 Ⅳ. ①R78

中国版本图书馆 CIP 数据核字（2018）第 102290 号

人卫智网	www.ipmph.com	医学教育、学术、考试、健康，购书智慧智能综合服务平台
人卫官网	www.pmph.com	人卫官方资讯发布平台

口腔住院医师规范化培训方案

主　　编：孙卫斌　　胡勤刚
出版发行：人民卫生出版社（中继线 010-59780011）
地　　址：北京市朝阳区潘家园南里 19 号
邮　　编：100021
E - mail：pmph @ pmph.com
购书热线：010-59787592　　010-59787584　　010-65264830
印　　刷：三河市潮河印业有限公司
经　　销：新华书店
开　　本：787 × 1092　1/16　印张：5
字　　数：122 千字
版　　次：2019 年 3 月第 1 版　2019 年 3 月第 1 版第 1 次印刷
标准书号：ISBN 978-7-117-26787-8
定　　价：29.00 元
打击盗版举报电话：010-59787491　　E-mail：WQ @ pmph.com
（凡属印装质量问题请与本社市场营销中心联系退换）

随着人民对医疗卫生服务需求的不断提高和我国医疗体制改革的不断深入，如何培养出德才兼备、让人民满意的好医师，已成为我国医学教育的关键核心问题。数十年来，经过全国医学教育界等多方的不断实践和探索，我国高等医学教育构建了以"5+3"为主体[5年临床医学本科教育+3年住院医师规范化培训（以下简称规培）或3年临床医学硕士专业学位研究生教育（以下简称专硕）]、以"3+2"为补充（3年临床医学专科教育+2年助理全科医师培训）的临床医学人才培养体系。3年规培或3年专硕教育已成为临床医学人才培养的核心环节，国家高度重视这项工作，它直接事关健康中国，人民福祉。

我国自20世纪20年代开始探索住院医师培训，到20世纪90年代，国家印发《临床住院医师规范化培训试行办法》（卫教发〔1993〕第1号），标志着我国的住院医师培训开始向规范化迈进。而2012年教育部、卫生部提出的"卓越医生教育培养计划"，以及2013年底国家卫生计生委等7部门下发《关于建立住院医师规范化培训制度的指导意见》（国卫科教发〔2013〕56号），全面推进了住院医师规范化培训以及"5+3"一体化长学制的临床医学人才培养模式。

虽然我国的住院医师规范化培训或临床医学硕士专业学位研究生教育经过多年探讨，已积累了一些经验，但还面临不少问题。首先是目标定位，是培养临床一级或二级学科全科医师，还是培养临床二级或三级学科专科医师。其次是如何达到临床医师的胜任力，科学合理的培养规划和评审指标有待建立；称职的师资队伍及合格的基地建设；如何与专科医师培养有机衔接；相应合理的人事薪酬岗位等。还有住院医师规范化培训及专科医师培养属于职业培训教育，是否应该与研究生学位教育脱钩都是值得商榷的。

口腔医学是医学的一个重要分支，有医学的普遍规律同时又有口腔医学自身特点，随着我国社会经济的发展，口腔医学已成为发展迅速、人群需求量很大的学科。口腔医学的发展离不开一大批合格口腔临床医学人才的不断培养，口腔住院医师规范化培训也成为现在口腔医学教育的一项核心重点工作。口腔疾病常涉及患者的面容仪表，影响其身心健康，因此，口腔医师面临的往往不只是简单的口腔疾病，而是一个生理-心理-社会联动的复杂的问题。从事口腔临床医学的医师除了需要扎实的医学理论和技能外，还必须具备相当的人文及自然科学素养，并且有一定的研究和管理能力。因此，口腔住院医师培养不仅需要口腔医学理论及临床实践，还需要系统的胜任力培养，包括临床科研及管理。

孙卫斌和胡勤刚两位教授主编的《口腔住院医师规范化培训系列指导用书》，是目前我国第一部在口腔医学住院医师培训管理方面的系列丛书，是作者团队多年较系统的实践探讨的经验总结,付出的努力和心血都凝练在这部系列丛书中。丛书涵盖口腔住院医师规范化培训方案、口腔医学人文素养和全面的能力考核方案。相信该套丛书的出版,对口腔医学住院医师规培、"5+3"一体化长学制及临床医学硕士专业学位研究生有良好的参考价值,起到规范推动我国口腔医学住院医师规范化培训的作用。

中华口腔医学会副会长

首都医科大学副校长

2018 年 6 月

　　住院医师规范化培训是医学生毕业后教育的重要组成部分,在培养临床高层次人才中起着承前启后的关键作用。2014 年,教育部等六部门下发《关于医教协同深化临床医学人才培养改革的意见》(教研〔2014〕2 号),其核心思想是加快构建以"5+3"[5 年临床医学本科教育 +3 年住院医师规范化培训(以下简称规培)]为主体的临床医学人才培养体系。其中一项重要举措是医学专业学位教育与住院医师规培双向接轨,取得《住院医师规范化培训合格证书》并达到学位授予标准的住院医师,可以同等学力申请并授予医学硕士专业学位。

　　实现住院医师规培与医学专业学位教育双向接轨不仅是国家"医教协同"大政方针的要求,事实上也是满足临床医学人才队伍建设的迫切需要。住院医师规范化培训在我国已经推行了 20 多年,但目前面临的最迫切的问题仍然是"规范化",也就是说事实上目前还没有形成成熟的培养"规范"。如果不把培养规范首先建立起来,"规培"面临的最大问题则是单纯的技能化和事务化,青年医师规培实际上就流于形式。这个工作的开展除了政府有关部门需要协调政策、落实举措外,高校与其附属医院在双向接轨人才培养中具有关键性的作用,建立符合国家政策要求和行业行政程序并能够促进优秀人才脱颖而出的培养制度是住院医师规范化培训的关键任务。

　　本书以 2014 年国家卫生计生委办公厅下发的《住院医师规范化培训内容与标准(试行)》(国卫办科教发〔2014〕48 号)中对口腔 7 个方向住院医师规范化培训的基本要求为核心,以建立与口腔医学专业学位研究生同质化培养的住院医师培训规范为目标,介绍了在住院医师临床训练、科研培养和课程教育三个方面的整体培训计划和相应的考核方案。

　　全书贯彻的基本思路是,既然是"双向接轨",则意味着口腔专业住院医师在完成临床培训工作的同时,需参加与专业学位研究生同质化的课程学习。本书介绍的住院医师规培课程体系囊括了人文和自然科学基础、医学基础、临床专业课程及实践性训练课程,贯穿 3 年教育的始终。课程特点表现为:①课程方案达到专业学位研究生培养要求;②建立医学人文教育为核心的"医患沟通"课程;③强化专业教育临床模拟技能训练;④建立以临床案例为中心的临床思维训练。在口腔专业住院医师的科研培养方面,必须明确住院医师的课题研究的目标是临床问题。把以循证医学为基础的临床案例研究作为学位论文课题的最主要目标。本书还介绍了对口腔医学专业住院医师在课程、科研培养方面的要求及考核方案。

　　对于住院医师的临床能力的考核,应该是多维度、客观结构化的考核模式。并且,如果没有刚性的临床水平考核机制,住院医师规范化培训则会流于形式。南京大学医学院附属口腔医院自 2011 年以来,建立了针对各阶段口腔医学生的口腔临床水平考核方案。本书主要介绍了针对口腔住院医师临床能力水平考核的方案,涵盖临床培训经历、评估学生处理临床问题时的理论与临床经验积累以及临床实践技能水平。这个准出机制是培养过程的导向，也是人才培养工程的质量保证。

　　住院医师规范化培训是在国家顶层设计下的医学教育的探索与实践。希望本书能够对口腔医学专业住院医师和专业学位研究生的培养起到一定参考价值，对推进国家我国卓越医师培养计划改革起到一定的促进作用。由于自身水平有限，谬误在所难免。恳请同道宽宥，也期盼大家指正。

孙卫斌　胡勤刚

2018 年 6 月

目　录

第一章

口腔住院医师规范化培训方案（总则）

2014 年，国家卫生计生委、教育部等六部门下发了《关于医教协同深化临床医学人才培养改革的意见》（教研〔2014〕2 号）（以下简称《意见》），其核心思想是加快构建以"5+3"为主体、以"3+2"为补充的临床医学人才培养体系。根据《意见》，5 年本科医学院教育合格者无论是进入专业学位培养，还是进入住院医师规范化培训，两者的培养体系应该具有统一标准，从课程体系到临床实践、到科研培养都应该有统一的规范，并经过系统而严格的考核。因此，根据国家卫生计生委办公厅印发的《住院医师规范化培训内容与标准（试行）》（国卫办科教发〔2014〕48 号）的有关内容，特制订了"口腔住院医师规范化培训方案"，突出以下几个特色：

1. 口腔住院医师与口腔医学专业学位硕士研究生同质化、规范化培养的教学模式　人文科学和自然科学教育并重，培训内容包括课程培养、临床训练和临床科研三部分，贯穿基础教育、专业教育和临床实践教育三个阶段，着力加强人文素养、职业素质、临床专业能力以及创新能力的多向性训练。

2. 与研究生培养双向接轨　培训期间可以申请攻读专业学位硕士培训班，取得《住院医师规范化培训合格证书》并达到学位授予标准以同等学力人员身份申请口腔医学硕士专业学位。

3. 强化大临床训练　对口腔颌面外科、口腔颌面影像科、口腔病理科等专科规范化培训人员，与综合性临床医院联合培养。

4. 基地培训和社区实践相结合　在基地培训的全科医师将强化社区全科训练，提高基层实际工作能力。住院医师规范化培训与基层帮扶相结合，上下联动，提高培训的实用性和社会意义。

5. 建立从准入、培养到准出的口腔住院医师临床实践分级标准和完整的训练体系　依据《口腔住院医师 OSCE 考试与口腔临床水平考试方案》，以客观化、结构化的考核项目反映住院医师的临床实际能力，促进日常训练效果。

一、培养目标

能够在各级医院独立完成口腔全科或各口腔专科临床服务，具有临床科研教学发展潜力，具有社会责任感的口腔医疗人才。

二、准入要求

1. 申请人基本资格为口腔医学专业五年制、七年制、八年制、5+3学制学生；专业学位硕士研究生以及其他已获得口腔医学专业本科毕业资格的人员。

2. 临床准入的学生需完成口腔医学专业本科阶段的学习，完成本科学位论文，毕业生获得毕业证书及学士学位证书。

3. 申请临床准入的学生需完成本科阶段口腔各专业课程的仿真头模技能训练、临床见习和临床实习，并通过口腔临床水平考试（Ⅰ级）。

三、培训年限与方式

住院医师培训年限一般为3年。本科生和科学学位硕（博）士研究生3年；临床专业学位硕士研究生2年；临床专业学位博士研究生1年。

四、培训要求

1. 坚持四项基本原则，热爱祖国，遵纪守法，贯彻执行党的卫生工作方针，具有良好的医德和作风，全心全意为人民服务。

2. 熟悉本学科、专业及相关学科的基础理论，具有较系统的专业知识，了解国内外本专业的新进展，并能用以指导实际工作。

3. 具有较强临床思维能力，较熟练地掌握本专业临床技能，能独立处理本学科常见病及一些疑难病症，能对下级医师进行业务指导，具备一定的带教能力。

4. 基本掌握临床科研方法，能紧密结合临床实践，写出具有一定水平的学术论文（包括病例分析、综述等）。

5. 掌握一门外语，能比较熟练地阅读本专业的外文书刊，且有一定的听、说、写能力。

五、培训内容

培训内容主要包括课程学习、临床实践和科研训练三部分。临床实践采取在专业科室轮转及社区实践两种形式进行，完成临床患者管理，门诊、病房工作，社区临床实践，并参与临床教学活动，完成规定的病种和基本技能操作数量，完成临床病案资料收集和病案汇报，认真填写《住院医师规范化培训登记手册》。完成公共课程、专业课程、临床讲座和讨论等理论学习；在导师指导下进行科研训练，完成临床科研论文撰写。

（孙卫斌　谢思静）

第二章

口腔住院医师规范化培训方案
（细则）

第一节　临床准入制度
（口腔住院医师规范化培训临床实习）

一、基本原则及要求

口腔住院医师规范化培训是医学临床教育的核心环节，是医学生从学校走向医院的过度中不可缺少的部分。因此，对所有进入临床实习的住院医师进行准入管理，是尊重患者、尊重科学、健全临床实习管理的重要内容。

进入临床实习住院医师必须已完成完整的前期教育，具备相关资质（详见本节"三、临床准入对象及资质审核标准""2. 资质要求"），并经过临床前期培训及考核。包括资质审核、临床前培训、临床准入考核等。准入审核过程坚持公开、公平、公正原则，尊重学生志愿，结合准入标准，完成准入流程。

二、临床准入流程

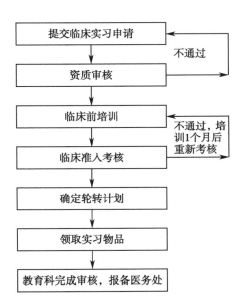

三、临床准入对象及资质审核标准

1. 准入对象　拟参加口腔住院医师规范化培训的人员。

2. 资质要求

（1）全日制口腔医学专业七年制、八年制、5+3 学制学生；口腔医学专业学位硕士研究生；拟从事口腔临床医疗工作的本科及以上学历毕业生。

（2）临床准入的学生需完成口腔医学专业本科阶段的学习，完成本科学位论文，毕业生获得毕业证书及学位证书。

（3）申请临床准入的学生需完成本科阶段口腔各专业课程的模拟技能训练，临床见习和临床实习，并通过口腔临床水平考试（Ⅰ级）。

四、临床前培训内容

课程内容
院情教育
临床实习规章制度及纪律要求
医患沟通技巧及注意事项
临床实习中常遇到的问题和解决方案
医院电子信息资源使用方法
院内交叉感染的控制
消防安全知识
医德医风教育

五、临床前准入考核形式

1. 临床前基本知识考核，笔试，时间 1 小时。

2. 口腔临床水平考试：Ⅰ级。

六、附件

1. 口腔住院医师规范化培训临床实习申请表。

2. 口腔住院医师规范化培训临床实习准入流程表。

口腔住院医师规范化培训临床实习申请表

姓名			性别			出生年月	
（毕业）学校				专业		联系电话	
选送单位							
学号/身份证号							
申请实习时间	□一年/□两年/□三年/其他时间（　　）						
申请实习科室	全科（含牙体牙髓病科、牙周病科、黏膜科、儿童口腔科、口腔预防科、口腔外科门诊、口腔颌面外科病房、修复科、正畸科、放射科） 特定专科（　　）						

本科阶段学习		
培养内容	已完成或具备 成绩	未完成原因 选修时间 教务员确认签名
课程学习	□是/□否	
学位论文	□是/□否	
毕业证书编号（毕业生）		

本科阶段临床实践情况				
实习类别	时间	医院	科室	成绩合格
大临床实习				□是/□否
口腔专业实习				□是/□否
参加临床工作（毕业生）				□是/□否

个人声明	我保证上述内容完全真实，由于隐瞒真实信息将会对患者及医院产生不可预见的后果。我已明确知道这些后果的严重性，并愿意承担由于隐瞒信息导致不良后果的一切责任。 　　　　　　　　　　　　　　　　　　　　　　　　申请人：
选送单位意见	 　　　　　　　　　　　　　　　　　　　　　　单位盖章： 　　　　　　　　　　　　　　　　　　　年　　月　　日
审核	 　　　　　　　　　　　　　　　　　　　　　　教育科： 　　　　　　　　　　　　　　　　　　　年　　月　　日
附件	1. 身份证/学生证复印件。 2. 在校学习成绩单。 3. 毕业证书及学位证书复印件。

口腔住院医师规范化培训临床实习准入流程表

姓名		性别		联系电话	
(毕业)学校				选送单位	

申请实习时间	□一年/□两年/□三年/其他时间( )
申请实习科室	□全科 □特定专科( )

1. 通过临床实习资质审核 □是/□否(教育科负责人签名:)

2. 完成临床前培训
临床实习规章制度及纪律要求 □是/□否(老师签名:)
院情教育 □是/□否(老师签名:)
医患沟通技巧及注意事项 □是/□否(老师签名:)
临床实习中常遇到的问题和解决方案 □是/□否(老师签名:)
医院电子信息资源使用 □是/□否(老师签名:)
院感知识培训 □是/□否(老师签名:)
消防安全知识培训 □是/□否(老师签名:)

3. 通过临床准入考核

□合格/□不合格

考核老师签名:

4. 已知临床轮转计划 □是/□否(门诊部老师签名:)

5. 轮转计划于医务处备案 □是/□否(医务处负责人签名:)

6. 领取实习物品 □工作服;□工牌(实习生签名:)

完成准入流程,同意进入临床实习。

(教育科负责人签名:)

第二节 课程培训方案

本课程体系囊括人文和自然科学基础、医学基础、临床专业课程及实践性训练课程，贯穿三年教育的始终。特点表现为：①口腔住院医师规范化培训与专业学位硕士研究生培养的核心课程完全一致，实行同质化培养；②建立医学人文教育为核心的"医患沟通"课程；③强化专业教育临床模拟技能训练；④建立以临床案例为中心的临床思维训练。

一、课程设置与学分要求

课程类型	课程名称	学分	学时
全校必修课 A 类	英语	4	64
	中国特色社会主义理论与实践研究	2	32
	自然辩证法概论 / 马克思主义与社会科学方法论 / 马克思主义原著选读（三选一）	1	16
公共必修课 B 类	口腔医学统计学	2	32
	口腔循证医学	1	16
	口腔生物学	2	32
	口腔生物材料研究与应用	2	32
专业必修课 C 类	口腔临床培训	3	96
	口腔临床技能模拟训练	3	96
	口腔临床医患沟通	2	32
专业或公共选修课 D 类	口腔临床医学研究设计	2	32
	口腔医学科研方法与基本技术	2	32
	口腔疾病临床诊断与治疗	4	64
	牙体牙髓病学临床案例分析	2	32
	牙周病学临床案例分析	2	32
	口腔黏膜病学临床案例分析	2	32
	口腔修复学临床案例分析	2	32
	口腔颌面外科学临床案例分析	2	32
	口腔正畸学临床案例分析	2	32
	炎症与疾病	3	54
	生物医学数据处理与统计分析	2	32
	生物信息学	2	32
	生物医学仪器分析	2	32
	生物医学科学史	2	32
	疾病研究的生物学方法	2	32
	疾病动物模型	2	32
	现代免疫技术	2	32
	公共卫生与重大传染病预防	2	32
	疾病遗传分析导论	2	32
	代谢调控	2	32
	组织病理学	2	32
	分子病原学	2	32
	细胞与分子免疫学	2	32

二、专业核心课程教学大纲

《口腔生物学》教学大纲

一、课程信息

（一）基本信息

课程中文名称：口腔生物学

课程英文名称：Oral Biology

周学时：2

学　分：2

先修课程：口腔生物学

建议教材：自编教材

参考资料：《简明口腔生物学》《口腔生物学实验指导》

（二）内容简介

口腔生物学是一门新兴的口腔应用基础医学课程的教学用书，具体包括口腔生态系及其影响因素、口腔正常菌群的来源和类型、口腔微生物学研究的主要方法、唾液及龈沟液的生物化学、口腔生物化学研究的主要方法、分子生物学研究的主要方法等方面内容。

二、教学目标和学习要求（通过此课程学习，学生应该掌握的知识或者能力）

第一章　口腔微生物学

【掌握】 牙菌斑和生物膜

【熟悉】 口腔微生物学研究的主要方法

【了解】 口腔生态系及其影响因素

第二章　口腔生物化学

【掌握】 牙及周围组织的化学组成

【熟悉】 唾液及龈沟液的生物化学

【了解】 龈沟液和牙菌斑的生物化学

第三章　口腔疾病分子生物学

【自学】 分子遗传学基础

【了解】 分子生物学研究的主要方法

【熟悉】

1. 牙发生的分子机制

2. 分子生物学在口腔致病菌研究中的应用

3. 遗传疾病相关基因的定位、克隆与鉴定

第四章　口腔免疫学

【掌握】 口腔防御系统

【熟悉】

1. 龋病与免疫和牙髓病及根尖周病与免疫

2. 牙周病的免疫学发病机制牙周病概述

3. 口腔黏膜病与免疫

第五章 口腔肿瘤与免疫

【掌握】 肿瘤抗原和抗肿瘤免疫的效应机制

【熟悉】 获得性免疫缺陷综合征

【了解】 口腔移植免疫

第六章 口腔骨组织生物学

【掌握】 牙槽骨组织的生物学特点

【熟悉】 骨改建的生物学基础及力在骨改建中的作用

【了解】 口腔骨改建的临床应用及生物学基础

第七章 口腔细胞培养及其应用

【掌握】 细胞培养的基本原理及方法

【熟悉】 口腔医学中相关细胞培养及特点

《口腔生物材料研究与应用》教学大纲

一、课程信息

(一)基本信息

课程中文名称:口腔生物材料研究与应用

课程英文名称:Research Methods and Application of Oral Biomaterials

周学时:2

学 分:2

先修课程:口腔材料学,口腔临床医学课程

建议教材:自编教材

参考资料:主要采用国际权威口腔医学杂志中的文章;《生物医用材料系列——口腔生物材料学》(陈治清主编);《口腔生物材料学》(薛淼著译);《口腔生物学》(刘正主编)

(二)内容简介

口腔生物材料研究与应用是以口腔医疗、修复、矫形为目的,用于和口腔组织接触,具有生物相容性的或生物降解性的,并具有功能的无生命材料。目前口腔科学研究很大一部分是集中在口腔生物材料方面,本课程旨在培养研究生的研究设计思想和实践能力。课程将包含两部分内容:①是口腔生物材料研究中常用的研究方法和技术介绍;②是通过研究实例分析和讨论实验中注意的问题。开设此课程的目的是使研究生能够迅速掌握有关生物材料方面的研究设计方法,熟悉与生物材料有关的各种实验方法,从而为以后的科研打下基础。

二、教学目标和学习要求(通过此课程学习,学生应该掌握的知识或者能力)

第一章 口腔生物材料研究的实验设计

【掌握】 如何建立口腔生物材料研究背景,产生一个研究问题,设计解决问题的实验方案,获取数据

课时:3(讲授)

第二章 口腔研究常用统计学方法

【掌握】 如何正确选择适合于本研究的统计学方法

【熟悉】 常用统计学方法的应用领域

课时:6(4课时讲授,2课时实验)

第三章 口腔生物材料的生物安全性

【了解】 口腔生物材料的生物相容性试验及国际上的主要标准体系。

课时:6(2课时讲授,4课时实验)

第四章 口腔生物材料的表征技术应用

【掌握】 口腔生物材料结构与性能的表征方法

【熟悉】 相关分析仪器的结构原理及其应用领域。

课时:6(2课时讲授,4课时实验)

第五章 口腔生物材料生物学实验应用

【掌握】 生物学评价原则

【熟悉】 生物学评价试验如体外试验、动物实验、应用试验方法,以及正确的生物学评价程序。

课时:6(2课时讲授,4课时实验)

第六章 口腔组织工程材料研究

【了解】 组织工程材料分类、性能要求,材料的加工及性能评价

课时:3(讨论)

第七章 口腔修复应用材料研究

【掌握】 口腔修复常用生物材料的物理、化学、机械性能的测量方法,并熟悉相关仪器的结构原理及其应用

课时:3(讨论)

第八章 干细胞及其应用研究

【了解】 组织工程的基本原理,口腔组织特有的干细胞以及组织工程学在口腔医学中的应用

课时:3(讨论)

第九章 口腔专业研究论文和研究课题分析

【掌握】 口腔专业论文书写方法;研究课题分析包括试验背景介绍,设计思想,试验方法的选择和详细介绍,试验结果的分析,对进一步研究的方向如何确定

课时:3(讨论)

第十章 文献阅读与报告

课时:6

《口腔临床医学研究设计》教学大纲

一、课程信息

(一)基本信息

课程中文名称:口腔临床医学研究设计

课程英文名称:Medical Research Design of Oral Clinical

周学时:3

学 分:2

先修课程:口腔循证医学、口腔医学统计学

建议教材:自编教材

参考资料:《口腔循证医学》《口腔医学统计学》

(二)内容简介

本课程以口腔临床医学科学研究为平台,以医学科学研究设计为重点,对当代医学科学研究过程中的各个环节,包括选题、立题、标书写作、研究设计、数据收集与管理、数据筛选与分析、科研报告与论文写作、成果与专利申报等进行全面系统,密切结合医学科学研究实践,着重阐明了医学科学研究设计的统计学原理、原则、类型和方法,以及医学科研数据在科学性与可用性评估方面的质量控制措施,使学生在全面了解医学科研程序与重点掌握医学科研设计的统计学原理方法和技巧的基础上,培养和提高科技创新与思维能力。

二、教学目标和学习要求(通过此课程学习,学生应该掌握的知识或者能力)

第一章 绪论

【掌握】 医学科学研究基本内容

【熟悉】 医学科学研究设计的主要类型

第二章 观察性研究设计

【掌握】 观察性研究,调查设计

【熟悉】 观察性研究中的问卷设计,横断面研究

【了解】 队列研究

第三章 实验性研究设计

【掌握】 实验性研究设计的基本要素与基本原则

【熟悉】 完全随机设计,配对设计

【了解】 交叉设计,拉丁方设计等

第四章 临床试验设计

【掌握】 临床试验中的对照设置,设计中的随机化方法

【熟悉】 临床试验的数据管理和统计分析要点

【了解】 实效性随机对照临床试验

第五章 临床诊断试验研究设计与评价

【掌握】 诊断试验研究设计

【熟悉】 诊断试验的评价指标

【了解】 提高诊断试验效率的方法

第六章 医学研究设计中的样本含量估计

【掌握】 参数估计中的样本含量估计

【熟悉】 假设检验中的样本含量估计

【了解】 假设检验中的检验效能估计

第七章 医学科学研究数据管理

【掌握】 数据采集

【熟悉】 数据处理和数据存储

【了解】 数据共享与安全

第八章 数据的筛选

【掌握】 误差分析与控制

【熟悉】 数据的缺失值

【了解】 数据的离群值

第九章 数据分析

【掌握】 数据的变量变换

【熟悉】 统计量的选择，参数估计方法应用策略

【了解】 假设检验方法应用策略

第十章 医学科研论文写作

【掌握】 医学论文写作要点

【熟悉】 英文论文写作

【了解】 医学论文收录系统简介

第十一章 医学综述的写作

【掌握】 综述的内容要求

【熟悉】 综述的格式和写法

【了解】 综述的写作步骤

第十二章 医药卫生科研项目基金的申请

【掌握】 科学基金标书的写作

【熟悉】 医药卫生科研项目基金主要来源

【了解】 科研项目评审

第十三章 医学科技成果申请

【掌握】 医学科技成果的分类

【熟悉】 医学科技成果的表现形式

【了解】 医学科技成果鉴定材料的准备与撰写

《口腔临床医患沟通》教学大纲

一、课程信息

（一）基本信息

课程中文名称：口腔临床医患沟通

课程英文名称：Doctor-patient Communication in Oral Clinicl

周学时：2

学　分：2

先修课程：口腔临床医患沟通

建议教材：自编教材

参考资料：《医患沟通技能训练》

（二）内容简介

二、教学目标和学习要求（通过此课程学习，学生应该掌握的知识或者能力）

第一部分 人际沟通的基本理论

【掌握】 人际沟通的基本原则，基本形式

【熟悉】 人际沟通的基本技术和书面沟通

【了解】 人际沟通的心理学基础

第二部分 口腔医务人员的职业素养

一、总论

【掌握】 口腔医务人员职业素养要求

【熟悉】 职业素养与医患沟通的关系

【了解】 国内口腔临床医患沟通现状

二、医务人员形象与医患沟通的关系

【掌握】 医务人员规范着装要求和仪容规范

【熟悉】 手卫生规范

【了解】 口腔医师仪容仪表特别需要注意的问题

三、医务人员态度与医患沟通的关系

【掌握】 爱伤观念与道德修养

【熟悉】 展现亲和力的基本方法

【了解】 口腔医师在亲和力方面特别需要注意的问题

四、医务人员严守规范与医患沟通的关系

【掌握】 常用临床行为规范

【熟悉】 影响医患信任的不规范临床行为的防范措施

【了解】 口腔医师规范医疗行为特别注意的问题

五、医务人员行医态度与医患沟通的关系

【掌握】 谨慎行医的理论基础

【熟悉】 医疗差错与医疗不良案例

【了解】 口腔医师医疗实践中容易发生的疏忽问题

第三部分 口腔临床沟通技术

一、基于证据的口腔医患沟通得失

【掌握】 口腔临床医患沟通常用七个技术

【熟悉】 医患沟通效果的循证依据

【了解】 临床医学的医患沟通研究

二、口腔临床实践中的语言沟通

【掌握】 语言沟通的基本要素

【熟悉】 临床语言沟通技巧

【了解】 临床语言沟通案例

三、口腔临床实践中的非语言沟通

【掌握】 非语言沟通的基本要素

【熟悉】 非语言沟通的技巧

【了解】 临床非语言沟通案例

四、口腔临床实践中的知情同意与法律责任

【掌握】 临床知情同意的基本要素

【熟悉】 知情同意的法律基础

【了解】 口腔知情同意的临床案例

五、口腔临床实践中焦虑的控制

【掌握】 口腔科焦虑的原因和评估方法

【熟悉】 控制口腔科焦虑症的方法

【了解】 口腔科焦虑的临床案例

六、口腔临床实践中的信任问题

【掌握】 口腔临床医患信任的核心要素

【熟悉】 建立医患信任的基本措施

【了解】 医患信任对口腔临床治疗的影响

七、口腔临床实践中的健康教育

【掌握】 序列口腔卫生指导的基本方法

【熟悉】 健康教育基本要求

【了解】 医患沟通中健康教育案例

八、口腔临床实践中的纠纷谈判

【掌握】 医疗纠纷处理的基本程序

【熟悉】 口腔医疗纠纷处理原则

【了解】 医疗纠纷处理中的沟通技巧

《牙体牙髓病学临床案例分析》教学大纲

一、课程信息

（一）基本信息

课程中文名称：牙体牙髓病学临床案例分析

课程英文名称：Case-based Learning on Operative Dentistry and Endodontics

周学时：2

学　分：2

先修课程：牙体牙髓病学

建议教材：自编教材

参考资料：《牙髓病临床病例分析》

（二）内容简介

通过临床案例分析和循证医学文献导读，主要对牙体牙髓病学的基础知识作了介绍，具体内容包括根尖周病病理、牙髓病微生物、根管治疗难易度分析、根管预备、镍钛根管预备器械等。

二、教学目标和学习要求（通过此课程学习，学生应该掌握的知识或者能力）

1．窝沟封闭

阅读文献：Caries-preventive effect of high-viscosity glass ionomer and resin-based fissure sealants on permanent teeth: a systematic review of clinical trials.

2．龋损的去除

阅读文献：Effects of using different criteria for caries removal: a systematic review and network meta-analysis.

3．继发龋

阅读文献：Detecting secondary caries lesions: a systematic review and meta-analysis.

4．牙体钙化不良

阅读文献：A systematic review on the association between molar incisor hypomineralization and dental caries.

5．复合树脂充填

阅读文献：Direct composite resin fillings versus amalgam fillings forpermanent or adult posterior teeth.

6．牙髓切断术

阅读文献：Coronal pulpotomy for cariously exposed permanent posterior teeth with closed apices：a systematic review and meta-analysis.

7．根管冲洗消毒

阅读文献：The effect of sodium hypochlorite and chlorhexidineas irrigant solutions for root canal disinfection：a systematic review of clinical trials.

8．镍钛根管器械

阅读文献：Root canal centering ability of rotary cutting nickel titanium instruments：a meta-analysis.

9．老年患者的根管治疗

阅读文献：Influence of increased patient age on longitudinal outcomesof root canal treatment：a systematic review.

10．单根锉

阅读文献：The influence of two reciprocating single-file and two rotary-file systems on the apical extrusion of debris and its biological relationship withsymptomatic apical periodontitis.A systematicreview and meta-analysis.

11．根管侧穿的修复

阅读文献：Treatment outcome of repaired root perforation：a systematic review and meta-analysis.

《口腔修复学临床案例分析》教学大纲

一、课程信息

（一）基本信息

课程中文名称：口腔修复学临床案例分析

课程英文名称：Case-based learning on restorative dentistry

周学时：2

学　分：2

先修课程：口腔修复学

建议教材：自编教材

参考资料：《修复临床病例分析》

（二）内容简介

通过临床案例结合阅读循证医学文献，重点介绍为口腔修复学的相关知识，与基础研究密切的相关学科知识，包括检验学、美学在口腔修复中的应用，口腔修复与微生态环境的关系,修复体的疲劳和磨损,化学和电化学腐蚀,与口腔修复相关的力学、口腔科陶瓷材料、粘接机制和材料抗菌研究。另外还介绍了快速成形技术;突出了牙体缺损、牙列缺损、牙列缺失、颌面缺损的修复体设计和制作,注重了基础知识、基础理论和基本技能的介绍。

二、教学目标和学习要求(通过此课程学习,学生应该掌握的知识或者能力)

1. 印模技术

阅读文献:Digital versus conventional impressions for fixed prosthodontics: a systematic review and meta-analysis.

2. 嵌体

阅读文献:Clinical efficacy of composite versus ceramic inlays and onlays: a systematic review.

3. 树脂嵌体与瓷嵌体

阅读文献:Survival rate of resin and ceramic inlays,onlays,and overlays: a systematic review and meta-analysis.

4. 固定修复

阅读文献:A systematic review of the survival andcomplication rates of fixed partialdentures(FPDs)after an observationperiod of at least 5 years.

5. 可摘修复

阅读文献:Clinical performance of removable dental prostheses in the moderately reduced dentition: a systematic literature review.

6. 义齿口炎

阅读文献:Linking evidence to treatment for denture stomatitis: a meta-analysis of randomized controlled trials.

7. 种植修复

阅读文献:Dental implants in the elderly population: a systematic review and meta-analysis.

8. 纤维桩修复

阅读文献:Influence of eugenol-based sealers on push-out bond strength of fiber post luted with resin cement: systematic review and meta-analysis.

9. 瓷修复

阅读文献:All-ceramic or metal-ceramic tooth-supported fixed dental prostheses(FDPs)? A systematic review of the survival and complication rates.Part Ⅱ: Multiple-unit FDPs.

10. 树脂固定修复

阅读文献:Clinical performance of anterior resin-bonded fixed dental prostheses with different framework designs: a systematic review and meta-analysis.

《牙周病学临床案例分析》教学大纲

一、课程信息

(一)基本信息

课程中文名称:牙周病学临床案例分析

课程英文名称：Case-based Learning on Periodontics

周学时：2

学　　分：2

先修课程：《牙周病学》

建议教材：自编教材

参考资料：*Clinical Problem Solving in Periodontology and Implantology*

（二）内容简介

目的是通过牙周病临床案例分析和循证医学文献导读，在复习、巩固牙周病学相关基础知识外，更多地介绍一些国内、外的相关研究动态和成果。因此，本课程是从牙周组织生理、病理、病因，与全身系统间的关系、诊断技术、牙周组织再生、牙周病的基础和手术治疗、综合性治疗技术等方面，立足于循证医学进行选择性叙述，并介绍临床研究设计的基本方法和要求，分享国内、外相关杂志和论文发表的经验。

二、教学目标和学习要求（通过此课程学习，学生应该掌握的知识或者能力）

1. 牙周探诊记录

阅读文献：Meta-analysis of the effect of scaling and root planing, surgical treatment and antibiotic therapies on periodontal probing depth and attachment loss.

2. 牙周非手术治疗

阅读文献：Systematic review and meta-analysis on the nonsurgical treatment of chronic periodontitis by means of scaling and root planing with or without adjuncts.

3. 重度牙周炎的易感性

阅读文献：Association between susceptible genotypes to periodontitis and clinical outcomes of periodontal regenerative therapy: a systematic review.

4. 晚期牙周炎（hopeless tooth）患牙的处理

阅读文献：Delayed intentional replantation of periodontally hopeless teeth: a retrospective study.

5. 根分叉病变的处理

阅读文献：Treatment of class Ⅱ molar furcation involvement: meta-Analyses of reentry results.

6. 诱导牙周组织再生手术

阅读文献：Absorbable collagen membranes for periodontal regeneration: a systematic review.

阅读文献：The use of enamel matrix derivative in the treatment of periodontal defects: a literature review and meta-analysis.

阅读文献：Periodontal regeneration-intrabony defects: a systematic review from the AAP regeneration workshop.

7. 口腔卫生宣教

阅读文献：Efficacy of inter-dental mechanical plaque control in managing gingivitis: a meta-review.

阅读文献：Primary prevention of periodontitis: managing gingivitis.

8．糖尿病与牙周炎

阅读文献：Periodontal therapy and systemic inflammation in type 2 diabetes mellitus：a meta-analysis.

9．吸烟与牙周病

阅读文献：The effect of smoking on periodontal bone regeneration：a systematic review and meta-analysis.

10．全口一次性与分区段机械处理

阅读文献：Comparison of full-mouth disinfection and quadrant-wise scaling in the treatment of adult chronic periodontitis：a systematic review and meta-analysis.

11．牙周炎的抗生素治疗

阅读文献：Antimicrobial or subantimicrobial antibiotic therapy as an adjunct to the nonsurgical periodontal treatment：a meta-analysis.

12．牙周病的局部药物治疗

阅读文献：Local antimicrobials in addition to scaling and root planing provide statistically significant but not clinically important benefit.

13．牙周炎激光治疗

阅读文献：Clinical effectiveness of diode laser therapy as an adjunct to non-surgical periodontal treatment：a randomized clinical study.

阅读文献：The effectiveness of low-level laser therapy as an adjunct to non-surgical periodontal treatment：a meta-analysis.

《口腔正畸学临床案例分析》教学大纲

一、课程信息

（一）基本信息

课程中文名称：口腔正畸学临床案例分析

课程英文名称：Case-based learning on clinical orthodontics

周学时：2

学　分：2

先修课程：口腔正畸学

建议教材：自编教材

参考资料：*Clinical Problem Solving in Orthodontics and Paediatric Pentistry*

（二）内容简介

通过正畸临床案例分析和循证医学文献阅读，重点为高端、实用的临床知识及技术为主，并辅以对临床实践有指导意义的、先进的临床基础知识及研究成果。其中介绍了当前的一些正畸热点内容：自锁托槽、Tip-Edge Plus 矫治器、种植体支抗、隐形矫治器和传动直丝弓矫治器及技术等。

二、教学目标和学习要求（通过此课程学习，学生应该掌握的知识或者能力）

1．矫治力对牙髓的影响

阅读文献：Influence of orthodontic forces on human dental pulp：a systematic review.

2．激光加速矫治

阅读文献：Efficiency of low-level laser therapy within induced dental movement：a systematic review and meta-analysis.

3．根吸收

阅读文献：Root resorption associated with orthodontic tooth movement：a systematic review.

4．矫治力与根吸收

阅读文献：Association of orthodontic force system and root resorption：a systematic review.

5．释氟粘接剂

阅读文献：Fluoride-releasing materials to prevent white spot lesions around orthodontic brackets：a systematic review.

6．矫治时间长短

阅读文献：How long does treatment with fixed orthodontic appliances last? A systematic review.

7．颊侧或舌侧矫治器

阅读文献：Adverse effects of lingual and buccal orthodontic techniques：a systematic review and meta-analysis.

8．加力器

阅读文献：Comparison of the success rate between self-drilling and self-tapping miniscrews：a systematic review and meta-analysis.

9．快速扩弓

阅读文献：Rapid maxillary expansion and obstructive sleep apnea：a review and meta-analysis.

10．功能矫治器

阅读文献：Effectiveness of orthodontic treatment with functional appliances on maxillary growth in the short term：a systematic review and meta-analysis.

《口腔颌面外科学临床案例分析》教学大纲

一、课程信息

（一）基本信息

课程中文名称：口腔颌面外科学临床案例分析

课程英文名称：Case-based learning on oral maxillofacial surgery

周学时：2

学　分：2

先修课程：《口腔颌面外科学》

建议教材：自编教材

参考资料：*Oral Surgery*

（二）内容简介

通过正畸临床案例分析和循证医学文献阅读。

二、教学目标和学习要求（通过此课程学习，学生应该掌握的知识或者能力）

1. 阿司匹林与拔牙

阅读文献：Should aspirin be stopped before tooth extraction？ A meta-analysis.

2. 拔牙术后预防性使用抗生素

阅读文献：Antibiotics to prevent complications following tooth extractions.

3. 阿莫西林预防干槽症

阅读文献：Efficacy of amoxicillin and amoxicillin/clavulanic acid in the prevention of infection and dry socket after third molar extraction.A systematic review and meta-analysis.

4. 非甾体抗炎药减缓拔牙术后疼痛

阅读文献：Does the preemptive use of oral nonsteroidal anti-inflammatory drugs reduce postoperative pain in surgical removal of third molars? A meta-analysis of randomized clinical trials.

5. 拔牙位点牙槽嵴保存

阅读文献：Effect of alveolar ridge preservation after tooth extraction：a systematic review and meta-analysis.

6. 阻生牙去冠术

阅读文献：Coronectomy of impacted mandibular third molars：a meta-analysisand systematic review of the literature.

7. 下颌骨骨折

阅读文献：Surgical management of anterior mandibular fractures：a systematic review and meta-analysis.

8. 髁突骨折

阅读文献：Surgical versus non-surgical treatment of mandibular condylar fractures：a meta-analysis.

9. 骨折线患牙与感染

阅读文献：Postoperative infection associated with mandibular angle fracture treatment in the presence of teeth on the fracture line：a systematic review and meta-analysis.

10. 双磷酸盐药与骨坏死

阅读文献：Risk of osteonecrosis in patients taking bisphosphonatesfor prevention of osteoporosis：a systematic review and meta-analysis.

11. 角化性牙源性肿瘤

阅读文献：Non-syndromic and syndromic keratocystic odontogenic tumors：systematic review and meta-analysis of recurrences.

12. 腮腺切除与面神经保护

阅读文献：Facial Nerve Monitoring during Parotidectomy：a Systematic Review and Meta-analysis.

《口腔临床技能模拟训练》教学大纲

一、课程信息

（一）基本信息

课程中文名称：口腔临床技能模拟训练

课程英文名称：Simulative Training of Dentistry

周学时：3

学　分：3

先修课程：本科临床专业课程模拟训练课

建议教材：自编教材

参考资料：《口腔医学　口腔全科分册》《口腔医学　口腔内科分册》《口腔医学　口腔修复科分册》《口腔医学　口腔颌面影像科分册》《口腔医学　口腔病理科分册》《口腔医学　口腔正畸科分册》《口腔医学　口腔颌面外科分册》

（二）内容简介

口腔临床技能模拟训练是口腔临床医学教学的重点内容之一。本课程建立在"5+3"口腔医学专业本科教育的基础上，根据专业硕士学位及住院医师规范化培训的要求和岗位目标，建立口腔临床技能模拟训练课程，包括共44项模拟训练项目。

二、教学目标和学习要求（通过此课程学习，学生应该掌握的知识或者能力）

（一）牙体牙髓病学

实验一　窝洞的设计与制备

【学时数】　3学时

【目的与要求】

1. 洞形设计原则。

2. 窝洞制备基本原则。

3. 洞形分类及Ⅱ类洞洞形特征。

【实验内容】

1. 复习仿真头模的使用。

2. 复习正确的口腔科操作体位和术式，口腔科手机和钻针的作用及使用方法。

3. 掌握窝洞制备基本原则、洞形设计原则、洞形分类及Ⅱ类洞洞形特征。

4. Ⅱ类洞制备操作步骤及技术要点。

实验二　牙体粘接修复技术

【学时数】　3学时

【目的与要求】

1. 掌握光固化复合树脂粘接修复的基本方法。

2. 掌握牙体粘接技术的操作要点和注意事项。

【实验内容】

1. 复习复合树脂的性能，粘接修复的原理和适应证。

2. 演示临床常用复合树脂和粘接系统的使用方法。

3. 光固化复合树脂修复后牙Ⅰ类洞和前牙Ⅲ类洞。

4. 其他临床常用复合树脂和粘接系统。

实验三　前牙复合树脂分层修复术（导板修复技术）

【学时数】　3学时

【目的与要求】

1. 掌握前牙复合树脂直接导板修复技术。

2．掌握树脂分层修复技术操作要点和注意事项。

3．掌握牙体粘接技术的操作要点和注意事项。

【实验内容】

1．复习复合树脂的性能,粘接修复的原理和适应证。

2．光固化复合树脂修复前牙切角缺损。

3．演示前牙直接导板修复技术及双层树脂修复技术的步骤和方法。

实验四 CAD/CAM 嵌体修复技术

【学时数】 3 学时

【目的与要求】

1．掌握磨牙嵌体修复技术。

2．掌握 CAD/CAM 制备光学印模操作要点和注意事项。

3．掌握嵌体粘固技术的操作要点和注意事项。

【实验内容】

1．复习嵌体的适应证和禁忌证。

2．嵌体牙体预备技术。

3．演示磨牙光学取模步骤和方法。

4．嵌体粘接步骤和注意事项。

实验五 髓腔通路预备

【学时数】 6 学时(前牙和前磨牙 3 学时,磨牙 3 学时)

【目的与要求】

1．掌握前牙、前磨牙和磨牙牙髓腔各部分名称与解剖特点。

2．掌握前牙、前磨牙和磨牙的开髓洞形和方法,掌握术式、支点和体位的应用。

【实验内容】

1．复习前牙、前磨牙和磨牙髓腔解剖形态和特点。

2．前牙、前磨牙和磨牙开髓洞形、方法,及髓腔预备原则。

3．观察标本、模型,熟悉前牙、前磨牙和磨牙髓腔解剖形态。

4．前牙、前磨牙和磨牙离体牙开髓术及髓腔预备。

实验六 根管系统的预备与消毒

【学时数】 3 学时

【目的与要求】

1．掌握根管治疗术的原理和适应证。

2．掌握镍钛器械根管预备技术的器械及用法。

3．掌握逐步深入法和冠根向预备法。

4．掌握根管消毒方法。

【实验内容】

1．复习根管治疗术的原理和适应证。

2．复习根管治疗术中根管预备技术的目的、原则,认识所需器械及其用法。

3．根管预备技术的方法、操作步骤和技术要点。

4．镍钛器械根管预备的原则。

5. 分别在离体下颌或上颌磨牙离体牙（非头模）上完成镍钛器械根管预备。

6. 根管治疗中药物冲洗及根管封药方法。

实验七　根管系统的三维充填与封闭

【学时数】　3学时

【实验与要求】

1. 掌握根管充填的目的和时机。

2. 掌握热牙胶根管充填所需器械及用法。

3. 掌握热牙胶根管充填的步骤和技术要点。

【实验内容】

1. 复习根管充填术的目的、时机，认识所需器械及其用法。

2. 热牙胶根管充填的步骤和技术要点。学习热牙胶根管充填技术的分类和技术要点。

3. 分别在离体上颌磨牙、下颌磨牙上完成热牙胶根管充填。

实验八　根管再治疗术

【学时数】　3学时

【目的与要求】

1. 掌握根管治疗并发症的种类，发生的原因及处理原则，掌握预防方法。

2. 掌握根管治疗后疾病的诊断。

3. 掌握根管再治疗的术前评估。

【实验内容】

1. 复习根管治疗术的原理和适应证。

2. 复习根管治疗并发症的种类，发生的原因及处理原则。

3. 根管再治疗使用器械和试剂。

4. 根管在治疗操作步骤。

5. 分别在单根离体牙（非头模）上完成根管再治疗的去除原充填物及根管预备过程。

实验九　手术显微镜下根管系统的初步探查

【学时数】　3学时

【目的与要求】

1. 掌握口腔科手术显微镜的结构及工作原理。

2. 掌握显微镜辅助下进行根管口的探查。

【实验内容】

1. 口腔科手术显微镜的结构及使用。

2. 复习髓腔解剖特征及髓底地图。

3. 复习根管口的特征与识别。

4. 科手术显微镜辅助下观察髓底情况及根管口识别。

实验十　尖切除术与倒充填术

【学时数】　3学时

【目的与要求】

1. 掌握根尖切除术与倒充填术的适应证和禁忌证。

2. 掌握上颌前牙根尖切除术和倒充填术的手术步骤和注意事项。

【实验内容】

1. 复习根尖切除术与倒充填术的适应证和禁忌证。

2. 复习根尖切除术与倒充填术的所需器械及其用法。

3. 上颌前牙根尖手术的切口制备。

4. 颌前牙根尖切除术与倒充填术的操作步骤和注意事项。

5. 看录像上颌前牙根尖切除术与倒充填术。

6. 仿真头模上完成翻瓣及缝合。

（二）牙周病学

实验一 Greacy 龈下刮治器及使用

【学时数】 3 学时

【目的与要求】

1. 掌握龈上洁治器和龈下刮治器的区别。

2. 掌握 Greacy 龈下刮治器的特点。

3. 掌握龈下刮治和根面平整的基本技术（握持技术、支点技术、运动技术）。

【实验内容】

1. 讲解龈下刮治和根面平整的基本概念。

2. 讲解龈下刮治器械的特点并指导学生识别。

3. 在仿真头模上示教和练习龈下刮治和根面平整的基本操作要点。

实验二 龈下刮治和根面平整术（前牙区）

【学时数】 3 学时

【目的与要求】

1. 掌握前牙区龈下刮治器的特点。

2. 掌握前牙区龈下刮治术和根面平整术的基本技术。

【实验内容】

1. 前牙龈下刮治器的辨识。

2. 在仿真头模上示教和练习前牙龈下刮治和根面平整的基本技术和方法。

实验三 龈下刮治和根面平整术（后牙区）

【学时数】 3 学时

【目的与要求】

1. 掌握后牙区龈下刮治器的特点。

2. 掌握后牙区龈下刮治术和根面平整术的基本技术。

【实验内容】

1. 后牙龈下刮治器的辨识。

2. 在仿真头模上示教和练习后牙龈下刮治个根面平整的基本技术和方法。

实验四 超声牙周清理

【学时数】 3 学时

【目的与要求】

1. 掌握超声洁牙机的正确使用方法和不同工作尖的使用选择。

2. 了解超声波洁治器的工作原理。

【实验内容】

1. 学习超声洁治器的识别、超声手柄和工作头的安装。

2. 在仿真头模上示教和练习使用超声洁牙机的不同工作尖行牙周清理。

实验五　牙周基础治疗器械磨利

【学时数】　3学时

【目的与要求】

熟悉洁治器及刮治器磨锐的方法。

【实验内容】

1. 器械磨锐利度的检查和评价。

2. 示教洁治器及刮治器的磨锐方法。

3. 器械的磨锐方法。

实验六　牙周成形外科基本技术

【学时数】　3学时

【目的与要求】

1. 掌握牙周手术常用切口。

2. 掌握牙周手术常用缝合方法。

3. 熟练连续悬吊缝合及锚式缝合方法。

【实验内容】

1. 讲解牙周手术常用切口（水平切口、垂直切口）的基本操作要点。

2. 讲解牙周手术常用缝合方法（间断缝合、悬吊缝合、褥式缝合、锚式缝合）和打结的基本操作要点。

3. 在仿真头模上示教和练习各种牙周手术切口和缝合技术。

实验七　牙冠延长术

【学时数】　3学时

【目的与要求】

1. 掌握牙冠延长术的定义、适应证和禁忌证。

2. 掌握牙冠延长术的基本技术和操作步骤。

【实验内容】

1. 讲解牙冠延长术的定义、适应证、禁忌证和手术方法。

2. 在仿真头模上示范和练习牙冠延长术的操作步骤和基本技术方法。

实验八　引导性组织再生术

【学时数】　3学时

【目的与要求】

1. 掌握引导性组织再生术（GTR）的定义、适应证。

2. 熟悉GTR的基本技术和操作步骤。

3. 熟悉生物膜的选择、放置和缝合技术。

【实验内容】

1. 讲解GTR的定义和适应证。

2. 在仿真头模上示范和练习GTR的操作步骤和基本技术方法，示范和练习生物膜的修剪、放置和缝合。

（三）口腔修复学

实验一　上颌前牙贴面修复牙体预备

【学时数】 3学时

【目的与要求】

1．加深对瓷贴面理论的理解。

2．学会制作硅橡胶导板。

3．掌握前牙瓷贴面牙体预备的方法步骤及车针的使用。

【实验内容】

1．示教硅橡胶导板制作，前牙瓷贴面牙体预备。

2．在仿头模的实验牙列模型上制作硅橡胶导板。

3．在仿头模的实验牙列模型上进行上中切牙瓷贴面的牙体预备。

实验二　全瓷材料粘接技术

【学时数】 3学时

【目的和要求】

1．加深对口腔科材料粘接理论的理解。

2．掌握全瓷材料粘接的方法和步骤。

【实验内容】

在仿头模的实验牙列模型上进行全瓷冠粘接的操作训练。

实验三　上颌前牙纤维桩修复

【学时数】 3学时

【目的与要求】

1．进一步巩固桩道的预备顺序。

2．掌握纤维桩修复的临床操作步骤。

【实验内容】

1．示教中切牙桩核冠的牙体预备及纤维桩树脂核的制作。

2．在仿头模的实验牙列模型上完成离体上颌前牙纤维桩树脂核的牙体预备及制作。

实验四　复杂可摘局部义齿观测设计及牙体预备

【学时数】 3学时

【目的与要求】

1．熟悉模型观测仪的结构和使用方法。

2．掌握可摘局部义齿设计的方法和步骤。

3．掌握导平面、支托凹、隙卡沟的预备方法。

【实验内容】

1．利用导线观测仪观测教学用牙列缺损研究模型，并在模型上进行义齿设计。

2．在模型和技工单上画出义齿设计图。

3．根据设计在模型上进行牙体预备。

实验五　复杂可摘局部义齿个别托盘制作及硅橡胶印模制取

【学时数】 3学时

【目的与要求】

1．熟悉牙列缺损模型的个别托盘制作方法。

2．掌握硅橡胶印模制取要求和步骤。

【实验内容】

1．在牙列缺损教学石膏模型上制作个别托盘。

2．利用个别托盘在仿头模上制取牙列缺损的硅橡胶印模。

实验六　复杂可摘局部义齿蜡型制作

【学时数】　3学时

【目的与要求】

1．熟悉带模铸造支架蜡型的制作方法。

2．掌握可摘局部义齿支架各部分的制作要求。

【实验内容】

在石膏模型上练习几类常用卡环（I杆、三臂卡、圈卡）、𬌗支托、连接体、基托蜡型的制作方法。

实验七　复杂可摘局部义齿支架就位、打磨抛光

【学时数】　3学时

【目的与要求】

1．熟悉整体铸件的喷砂、打磨及抛光技术。

2．掌握可摘局部义齿支架就位的调改步骤和方法。

【实验内容】

1．可摘局部义齿支架按步骤进行打磨抛光。

2．将支架在模型上逐步调改就位。

实验八　复杂可摘局部义齿上𬌗架、排牙

【学时数】　3学时

【目的与要求】

1．掌握咬合模型上𬌗架的方法。

2．熟悉可摘局部义齿排牙和蜡型制作基本方法。

3．掌握排牙的原则和要求。

【实验内容】

1．在模型上就位好的支架上排列人工牙。

2．制作义齿基托蜡型并抛光。

实验九　复杂可摘局部义齿试戴、调𬌗

【学时数】　3学时

【目的与要求】

1．掌握咬合模型上𬌗架的方法义齿上𬌗架调𬌗的方法。

2．熟悉可摘局部义齿磨光的方法和步骤。

【实验内容】

1．制作完成的开摘局部义齿上𬌗架调𬌗。

2．义齿表面按步骤抛光。

（四）口腔颌面外科学

实验一 眶下管神经阻滞麻醉及翼腭管神经阻滞麻醉

【学时数】 3 学时

【目的与要求】

1．掌握眶下管神经阻滞麻醉及翼腭管神经阻滞麻醉的注射方法。

2．掌握口腔局部麻醉的适应证及禁忌证。

3．掌握口腔局部麻醉体位的调节、术区消毒及器械准备。

4．熟悉三叉神经解剖及其临床应用意义。

5．熟悉常用麻醉剂如利多卡因、阿替卡因、地卡因的特性。

【实验内容】

1．眶下管神经阻滞麻醉及翼腭管神经阻滞麻醉的注射操作实践。

2．一次性口腔注射器及其使用方法。

3．口腔局部麻醉体位调节、术区消毒及器械准备。

4．常用麻醉剂准备方法。

实验二 牙槽嵴修整术

【学时数】 3 学时

【目的与要求】

1．掌握牙槽嵴修整术的特点、诊断要点及处理原则。

2．熟悉牙槽嵴修整术操作流程。

3．熟悉牙槽外科手术器械。

【实验内容】

1．掌握牙槽嵴修整术术前准备及术后处理。

2．掌握牙槽嵴修整术手术操作注意事项。

3．初步掌握骨隆突修整术、上颌前突修整术、牙槽突软组织增生修整术及唇颊沟加深术。

实验三 颌间结扎与牵引固定术

【学时数】 3 学时

【目的与要求】

1．掌握带钩牙弓夹板颌间固定。

2．掌握小环颌间结扎颌间固定。

3．掌握颌间牵引固定术。

【实验内容】

1．带钩牙弓夹板颌间固定的方法及注意事项。

2．小环颌间结扎颌间固定的方法及注意事项。

3．颌间牵引的适应证、方法及时间。

实验四 头颌绷带固定技术

【学时数】 3 学时

【目的与要求】

1．掌握颌面部常用绷带技术应用。

2．了解颌面部绷带包扎技术的作用、分类及注意事项。

【实验内容】

1. 两人一组互相操作熟练掌握 8 字绷带包扎技术。

2. 观看颌面部绷带包扎技术(视频)。

3. 学会制作四头带并熟练掌握四头带包扎法。

4. 掌握单眼包扎法、交叉十字绷带包扎法技术。

实验五 颌骨骨折坚固内固定技术

【学时数】 3 学时

【目的与要求】

1. 掌握颌骨骨折坚固内固定的治疗原则。

2. 熟悉下颌骨单线骨折切开复位内固定术手术过程及手术器械。

3. 了解颌骨骨折坚固内固定手术中应遵循的生物力学原则。

【实验内容】

1. 示教颌骨骨折坚固内固定技术中常用手术器械。

2. 讲解坚固内固定技术中常用钛板、钛钉的分类和用途。

3. 讲解颌骨骨折行坚固内固定术时应遵循的生物力学原则,及如何选用各种钛板及确定钛板摆放位置。

4. 示教颌骨骨折坚固内固定技术的操作步骤及固定顺序。

5. 头模上完成下颌骨单线骨折切开复位内固定手术。

实验六 腭裂外科修复术

【学时数】 3 学时

【目的与要求】

1. 对唇腭裂能作出全面而正确的诊断。

2. 学会 Langenbeck 法修复腭裂的设计和手术步骤。

3. 掌握唇腭裂的手术时间;了解唇腭裂序列治疗的程序。

【实验内容】

1. 常用腭裂手术方法。

2. 在腭裂模型上设计 Langenbeck 法修复腭裂的设计和手术操作。

3. 参观唇腭裂手术。

4 观看唇腭裂手术录像。

实验七 显微外科基本技术

【学时数】 3 学时

【目的与要求】

1. 掌握显微外科器械的使用。

2. 掌握外科显微镜辅助下的镜下操作。

3. 初步练习外科显微镜辅助下皮片的缝合。

【实验内容】

1. 识别显微外科器械,练习显微器械的使用。

2. PPT 讲解显微外科基本技术要领。

3. 外科显微镜下练习镜下的外科基本操作。

4．初步练习镜下皮片的修剪，缝合。

(五)口腔正畸学

实验一　模型制备及分析

【学时数】　3学时

【目的与要求】

1．掌握正畸记存模型的制取和修整要求等。

2．掌握错合畸形的安氏分类。

3．掌握模型的常见分析(拥挤度、Bolton指数和Spee曲线曲度)。

【实验内容】

1．示教　记存模型的取模、灌注和修整方法。

2．实习　学生相互取模、灌注和修整。

3．示教　采用分段法分析牙弓拥挤度。

4．示教　Bolton指数和Spee曲线曲度的测量。

5．实习　学生利用模型进行拥挤度、Bolton指数测量和Spee曲线曲度分。

实验二　X线头影测量分析(Downs分析法)

【学时数】　3学时

【目的与要求】

1．掌握头颅侧位片常用标志点的定点。

2．掌握Downs测量项目的意义，分析头影测量结果。

【实验内容】

1．示教　在Dolphin软件中，示范头颅侧位片的常用软、硬组织标志点定位，解释常用测量项目的意义，分析测量结果。

2．学生在Dolphin软件中，进行头颅侧位片的定点和测量结果的分析。

实验三　附双曲舌簧的𬌗垫式活动矫治器的制作

【学时数】　3学时

【目的与要求】

1．掌握双曲舌簧、邻间钩和箭头卡的弯制方法。

2．掌握活动矫治器的固位和加力原理。

【实验内容】

1．示教　利用0.016英寸的澳丝或者0.5mm的不锈钢丝，弯制双曲舌簧。

2．示教　利用0.8mm的不锈钢丝，弯制邻间钩。

3．示教　利用0.8mm的不锈钢丝，弯制箭头卡。

4．实习　弯制双曲舌簧、邻间钩和箭头卡。

实验四　Hawley式保持器的制作

【学时数】　3学时

【目的与要求】

1．掌握双曲唇弓和单臂卡环的弯制。

2．掌握Hawley式保持器的保持原理。

【实验内容】

1．示教　0.8mm 不锈钢丝弯制双曲唇弓和单臂卡环。

2．示教　Hawley 式保持器的基托的制作。

3．实习　双曲唇弓和单臂卡环的弯制。

实验五　直丝弓托槽的粘接操作

【学时数】　3 学时

【目的与要求】

1．掌握直丝弓托槽的正确定位。

2．掌握托槽粘接的方法。

【实验内容】

1．示教　示范直丝弓托槽粘在高度、轴倾度和近远中向的定位方法。

2．示教　托槽的粘接过程（清洁牙面、酸蚀、冲洗、定位和固化）。

3．实习　直丝弓托槽的定位和粘接。

实验六　基本弓形和第一序列弯曲的弯制

【学时数】　3 学时

【目的与要求】

1．掌握不锈钢方丝基本弓形的弯制。

2．掌握第一序列弯曲的弯制。

【实验内容】

1．示教　利用弓丝成型器，用 0.018 英寸 ×0.025 英寸不锈钢方丝，弯制基本弓形。

2．示教　在基本弓形上，弯制第一序列弯曲（外展弯和内收弯）。

3．实习　弯制基本弓形和第一序列弯曲。

实验七　第二和第三序列弯曲的弯制

【学时数】　3 学时

【目的与要求】

1．掌握第二和第三序列弯曲的弯制。

2．了解垂直曲、水平曲和 T 形曲的弯制。

【实验内容】

1．示教　复习 0.018 英寸 ×0.025 英寸不锈钢方丝弯制标准基本弓形。

2．示教　在基本弓形上，弯制第二序列弯曲（前倾弯、后倾弯和摇椅弓）。

3．示教　在基本弓形上，弯制第三序列弯曲（转矩）。

4．示教　弯制垂直曲、水平曲和 T 形曲等。

5．实习　弯制基本弓形、第二和第三序列弯曲。

实验八　正畸治疗计划的确定

【学时数】　3 学时

【目的与要求】

1．熟悉具体病例的正畸治疗计划的制订过程和原则。

2．连贯正畸检查诊断分析的内容，训练学生分析临床问题。

【实验内容】

1. 示教　在 Dolphin 软件中，调出患者的面部照片、口内照片，学习面部分析方法；利用头颅侧位 X 线片，行头影测量分析；利用记存模型，进行拥挤度分析；结合临床检查、头影测量和模型分析综合分析，制订治疗方案。

2. 学生对具体病例进行临床分析、头影测量分析和模型分析，制订治疗方案。

《口腔疾病临床诊断与治疗》教学大纲

一、课程信息

（一）基本信息

课程中文名称：口腔疾病临床诊断与治疗

课程英文名称：Clinical Diagnosis and Treatment of Dentistry

周学时：3

学　分：4

先修课程：口腔临床专业课程

建议教材：自编教材

参考资料：《口腔医学　口腔全科分册》《口腔医学　口腔内科分册》《口腔医学　口腔修复科分册》《口腔医学　口腔颌面影像科分册》《口腔医学　口腔病理科分册》《口腔医学　口腔正畸科分册》《口腔医学　口腔颌面外科分册》

（二）内容简介

本课程根据专业硕士学位及住院医师规范化培训的要求和岗位目标，建立口腔临床专题讲座课程。

二、教学目标和学习要求（通过此课程学习，学生应该掌握的知识或者能力）

1. 牙体牙髓病科临床讲座

（1）往复运动旋转镍钛器械根管预备技术要点。

（2）热牙胶根管充填技术。

（3）根管显微镜操作技术与要点。

（4）粘接再植术治疗纵折牙时粘接剂的选择。

（5）再谈复合树脂直接修复技术。

（6）镍钛器械根管预备操作规范及注意事项。

（7）医学与材料学结合的研究与探索。

（8）HyFlex CM 控制记忆型机用镍钛预备器械。

（9）根管冲洗。

（10）抗生素的使用。

（11）由牙髓感染机制探讨牙髓病临床治疗决策。

（12）牙体牙髓病临床新技术培训——显微根管技术。

（13）不同人群患口腔溃疡的治疗及注意事项。

（14）多发性特发性根颈吸收：病案报告及文献回顾。

（15）髓腔开放和根管初预备。

2．口腔颌面外科临床讲座

（1）导航技术在口腔颌面外科中的应用。

（2）腭裂外科修复的研究进展。

（3）牙拔除术并发症。

（4）口腔摄影基本技术。

（5）颞下颌关节病的诊治现状。

3．口腔修复科临床讲座

（1）二氧化锆抛光和上釉对釉质的磨耗影响。

（2）正确处理印模获得完美的石膏模型。

（3）隐裂牙的诊断治疗和修复。

（4）自粘接性树脂粘接剂的介绍。

（5）种植全口义齿的固位和稳定。

（6）固定义齿修复不良患者咬合因素分析。

（7）临床短冠的修复。

（8）全口义齿戴牙后出现的问题及处理。

（9）磁性附着体的合理设计及特殊病例汇报。

（10）快速成型技术在口腔修复中的运用。

（11）无牙颌的印模制取。

（12）口腔正畸科临床讲座。

（13）正畸力学设计与应用。

（14）amon 自锁应用与案例分析。

（15）正畸美学分析与应用。

（16）正畸六要点与六要素介绍。

（17）MBT 直丝弓矫治技术回顾。

（18）颌位诊断在正畸治疗中的应用。

（19）高效正畸治疗体会。

（20）正畸打开咬合的方法比较。

（21）不同自锁矫治器应用比较。

（22）TMJ 基础研究及与正畸相关性。

（23）隐形正畸治疗诊疗要点。

（24）磨牙远中移动技术对软组织侧貌的影响。

（25）阻生牙正畸治疗特点。

（26）舌侧正畸治疗诊疗要点。

（27）正畸治疗中牙根外吸收的危险因素。

第三节　临床培训方案

根据《住院医师规范化培训管理办法（试行）》（国卫办科教发〔2014〕49 号）规定，口腔住院医师须在国家级口腔住院医师规培基地完成为期 30～33 个月的临床实践训练。本方案以《住院医师规范化培训内容与标准（试行）》（国卫办科教发〔2014〕48号）为基础，将7个培训方向的口腔住院医师培训统一分为2个阶段进行。第1阶段为通科大轮转，为期15个月；第2阶段为相关专业小轮转，为期18个月。第2阶段根据培训方向的不同，按要求轮转其培训方向相关的临床科室。临床培训期间，除参加门诊、急诊工作，并完成规定的病种和基本技能操作外，住院医师需完成相关的临床教学活动，参加科内临床讲座，病例讨论，或继续教育学习班等临床学习活动。

第1阶段：通科大轮转，共计15个月。

轮转科室	时间（月）	轮转科室	时间（月）
牙体牙髓病科	3	口腔正畸科*	2
口腔颌面外科	3	口腔颌面影像科	1
口腔修复科	3	累计口腔急诊科（夜班）	1
牙周病科	3		
合计（月）		15+1（急诊夜班累计）	

*口腔病理方向学员不轮转口腔正畸科，选择轮转口腔颌面外科病房1个月，口腔黏膜病科1个月

第2阶段：相关专业小轮转，共计18个月。

1. 口腔全科

轮转科室	时间（月）	轮转科室	时间（月）
牙体牙髓病科	3	口腔黏膜科	1
口腔颌面外科门诊	3	口腔预防科	1
口腔修复科	3	社区实践（全科）	1
儿童口腔病科	3	累计口腔急诊科（夜班）	1
牙周病科	3		
合计（月）		18+1（急诊夜班累计）	

2. 口腔内科

轮转科室	时间（月）	轮转科室	时间（月）
牙体牙髓病科	3	口腔黏膜科	2
牙周病科	3	口腔预防科	2
儿童口腔病科	3	累计口腔急诊科（夜班）	1
自选口腔内科中的某一二级学科	5		
合计（月）		18+1（急诊夜班累计）	

3. 口腔修复科

轮转科室	时间(月)	轮转科室	时间(月)
口腔修复科	12	口腔种植科	3
口腔修复工艺室	2	颞下颌关节科	1
累计口腔急诊科(夜班)	1		
合计(月)		18+1(急诊夜班累计)	

4. 口腔正畸科

轮转科室	时间(月)	轮转科室	时间(月)
口腔正畸科	15	口腔颌面外科(正颌、唇腭裂、颞下颌关节等)	1
口腔修复工艺室	1	儿童口腔病科	1
累计口腔急诊科(夜班)	1		
合计(月)		18+1(急诊夜班累计)	

5. 口腔颌面外科

轮转科室	时间(月)	轮转科室	时间(月)
口腔颌面外科门诊	4	口腔病理科	1
口腔颌面外科病房	7	口腔麻醉科	1
口腔种植科	3	普外科(综合医院)	2
累计口腔急诊科(夜班)	1		
合计(月)		18+1(急诊夜班累计)	

6. 口腔颌面医学影像科

口腔颌面医学影像方向培训对象以本单位规范化培训人员(研究生学历)、专业硕士研究生为主,轮转以本专业科室为主,根据需求安排在相关科室轮转。

轮转科室	时间(月)	轮转科室	时间(月)
口腔颌面医学影像科	9	口腔颌面外科病房	2
放射科(综合医院)	5	口腔病理科	2
累计口腔急诊科(夜班)	1		
合计(月)		18+1(急诊夜班累计)	

7. 口腔病理科

口腔病理科方向培训对象以本单位规范化培训人员（研究生学历）、专业硕士研究生为主，轮转以本专业科室为主，根据需求安排在相关科室轮转。

轮转科室	时间（月）	轮转科室	时间（月）
口腔病理科	12	普通病理（综合医院）	5
细胞病理	1		
合计（月）		18	

第四节　科研培训方案

口腔住院医师培训与专业学位教育同质化培养，在强调临床实践的同时，加强临床科研训练，培养具有临床探索和创新能力的口腔医学专业人才。

住院医师在 3 年培训期间的科研能力培养实行导师负责制。通过双向选择，确定科研责任导师。在一年级时开始接受论文指导老师或小组的一对一科研指导，加入研究团队，以临床问题为主要选题方向，接受"选题、文献调研、开题报告、实验操作、数据处理、撰写论文、论文答辩"等一系列科研训练，自主完成项目设计、项目实施、研究报告撰写、成果（学术）交流等工作。应鼓励与文、理、工科的交流，以增设学术讲座或选修课，联合研究培养，举行学术交流等多种形式，扩大住院医师的科学视野。

科研培训内容：

一、参加学术活动

参加课题组、科室或医院定期的学术讨论会，定期做文献阅读报告，或课题进展和总结报告。鼓励参加国内外学术会议、论坛或讲座。

二、学习科研方法，完成科研课题

在科研导师的指导下，确定研究方向，选修循证医学、文献检索、医学统计学、科研方法论，以及相关基础医学理论和实验课程。

确定选题，实施课题研究，学习实验操作及数据处理，研究结果分析及总结。

三、撰写科学论文

（一）学习报告

住院医师在科研导师指导下，完成文献翻译、读书报告、病案报告、论文综述、研究报告。

（二）发表论著

至少以第一作者在正式发行的学术刊物上发表一篇研究性论文，或病案报告，或综述性论文。

（三）撰写学位论文

科研论文是对口腔住院医师进行临床医学科学研究的全面训练，培养其科学思维方法和从事临床科学研究的能力。学位论文必须在科研导师指导下选定研究课题，一般应以临床实践过程中出现的问题作为研究目标，由本人独立完成。科研论文必须是一篇或一组论文组成的系统而完整的学术论文，论文工作计划由住院医师在科研导师指导下拟订，达到相当于口腔医学专业学位硕士研究生学位论文的水平。

科研论文应对所研究的课题有新的见解，对本专业发展或临床应用具有一定的理论指导意义和实践价值，表明作者在临床医学领域中掌握了坚实的基础理论和系统的专门知识，具有从事临床医学研究工作或独立担负专门技术工作的能力。

四、论文答辩

住院医师在结业前，对所研究的课题进行论文答辩。硕士论文答辩委员会由具有高级专业技术职务的专家（不含导师）3 人组成。论文答辩委员会对其论文进行考核。

（谢思静　王铁梅　刘　玉　汤旭娜　季　骏　聂蓉蓉　韩　伟）

第三章

住院医师规范化培训临床能力
水平考核要求与方案

第一节 总 则

口腔住院医师培训的目标应该"以能力胜任为导向",培养住院医师创业就业的综合能力。因此,构建标准化的口腔住院医师考核评价体系,对住院医师规范化培训效果及临床能力进行综合评价是非常必要的。

根据国家卫生计生委办公厅颁布的《住院医师规范化培训管理办法（试行）》（国卫办科教发〔2014〕49 号）,住院医师规范化培训考核包括过程考核和结业考核,以过程考核为重点。过程考核是对住院医师轮转培训过程的动态综合评价,是参加结业考核的必备条件。培训对象申请参加结业考核,须经培训基地初审合格并报省级卫生计生行政部门或其指定的行业组织、单位核准。

本书中介绍了南京大学口腔医学专业经过多年的摸索,建立了的一套完整的口腔住院医师规范化培训考核系统。通过课程、科研和临床能力考核,评价住院医师的专业医学理论知识水平、临床操作技能、专业外语、科研能力、综合分析问题能力、医疗道德、临床科研能力等多个方面。考核方案适用于包括准入考核、日常考核、轮转出科考核、年度考核、准出考核等培训的各个阶段。

一、考核内容

（一）课程考核

要求完成规定的住院医师课程学习,修满学分,包括各类公共课程、人文素质课程,以及专业课程。

（二）临床能力水平考核

根据"口腔临床水平考试（Oral Clinical Proficiency Test；OCPT）"（见《口腔住院医师 OSCE 考试与口腔临床水平考试方案》）中 II 级水平考试方案,包括临床经历考核、病案报告和客观结构化临床技能考核（objective structural clinical examination，OSCE）。

（三）临床科研能力考核

通过中期考核、论文答辩等形式考核住院医师在临床医学科学研究方面分析问题和解决问题的能力。

二、考核类型和方法

（一）准入考核

住院医师必须具备相关资质，并经过临床前期培训，通过临床准入考核，方可正式进入住院医师阶段的临床实践（详见第二章第一节）。

（二）轮转出科考核

住院医师每轮转完一个科室，由临床带教老师与分管科主任对住院医师在本科室轮转期间的学习和工作情况进行考核。住院医师需提供详细准确的轮转手册及病案报告。科室按照轮转手册要求对住院医师进行考核，打分。

（三）日常考核

考核住院医师日常课程和临床训练情况，包括出勤、临床工作量、课程成绩等方面，与绩效工资、年度评优等激励措施挂钩。

（四）年度考核

住院医师在完成临床科室轮转任务后须参加由医院组织的统一考核，对住院医师在科室轮转期间的课程学习、临床训练、科研训练进行考核。所有考核内容均量化。住院医师须提交年度述职报告一份，参加由培训基地组织的客观结构化临床技能考核（OSCE）。最终从专业医学理论知识水平、临床操作技能、专业外语、科研能力、工作态度、医德医风等多个方面进行考核，打分。

（五）结业考核

住院医师在完成口腔住院医师规范化培训，并已获得国家执业医师证书，可以申请参加结业考核。由培训基地对住院医师各个阶段的课程、临床和科研训练成绩进行初审，合格者上报省卫生计生行政部门核准，参加国务院卫生计生行政部门或其指定的有关行业组织、单位组织的口腔住院医师规范化培训结业考核，通过者获得《住院医师规范化培训合格证书》。

三、延期轮转

出现以下情况时延期轮转：

1. 经核实认定的重大医疗差错，医德医风投诉。
2. 轮转考核 3 次以上成绩倒数 3 名以内。
3. 给医院声誉造成重大影响。
4. 轮转年度考核不合格。

第二节　细　　则

一、课程考核方案

（一）课程学分要求

要求完成规定的口腔住院医师课程学习，所修学分大于或等于 32 学分。其中 A 类：全校必修课，7 学分；B 类：以口腔医学一级学科为基础的公共必修课，7 学分；C 类：专业必修课,8 学分;D 类:专业或公共选修课,49 学分,其中跨二级或一级学科选修的课程不少于 2～4 学分。

(二)专业核心课程考核方案

1. 口腔医学统计学

(1)课程类型:公共必修课。

(2)考核方式:理论考试(闭卷),上机操作考试。

(3)成绩构成:平时成绩 10%+ 理论考试 ×70%+ 上机考试 ×20%。

2. 口腔循证医学

(1)课程类型:公共必修课。

(2)考核方式:理论考试,文献查阅。

(3)成绩构成:平时成绩 ×10%+ 理论考试 ×70%+ 文献查阅 ×20%。

3. 口腔生物学

(1)课程类型:公共必修课。

(2)考核方式:理论考试(闭卷),实验操作考试,文献综述。

(3)成绩构成:理论考试 ×70%+ 实验操作考试 ×20%+ 文献综述 ×10%。

4. 口腔生物材料研究与应用

(1)课程类型:公共必修课。

(2)考核方式:文献综述或读书报告。

(3)成绩构成:平时成绩 ×30%+ 文献综述 ×70%。

5. 口腔临床技能模拟训练

(1)课程类型:专业必修课。

(2)考核方式:操作考试。

(3)成绩构成:平时操作 ×50%+ 期末考试 ×20%。

6. 口腔临床医患沟通

(1)课程类型:专业必修课。

(2)考核方式:研究论文或文献综述。

(3)成绩构成:平时成绩 ×30%+ 论文 ×70%。

7. 口腔临床医学研究与设计

(1)课程类型:专业选修课。

(2)考核方式:课题设计报告(文字报告 +PPT 汇报)。包括题目、研究背景、研究目标、研究内容、技术路线与方法、可行性分析。

(3)成绩构成:平时成绩 ×30%+ 课题设计报告 ×70%。

8. 口腔医学科研方法与基本技术

(1)课程类型:专业选修课。

(2)考核方式:理论考试(闭卷),实验操作考试。

(3)成绩构成:理论考试 ×50%+ 实验操作考试 ×50%。

9. 口腔疾病临床诊断与治疗

(1)课程类型:专业选修课。

(2)考核方式:理论考试(闭卷)。

（3）成绩构成：理论月考 ×50%+ 期末理论考试 ×50%。

10. 口腔临床案例分析（各专业）

（1）课程类型：专业选修课。

（2）考核方式

1）临床病案报告 1 例：包括病史小结、临床图文资料、临床诊治经过。

2）相关文献翻译：包括题目、摘要、主要图表翻译；结论翻译；指导老师指定的其他部分翻译。

3）文献综述：写一篇不少于 1000 字的专题综述。

（3）成绩构成：临床病案报告 ×40%+ 相关文献翻译 ×30%+ 文献综述 ×30%。

二、临床能力水平考核方案

根据"口腔临床水平考试（Oral Clinical Proficiency Test；OCPT）"（见《口腔住院医师 OSCE 考试与口腔临床水平考试方案》），以客观化、结构化的考核项目反映口腔住院医师的临床实际能力。口腔临床水平考试（OCPT）为分级考核系统，分为Ⅰ～Ⅲ级。针对不同层次的口腔医学生制订了相应的考核标准和量化指标。Ⅱ级水平考试为口腔全科临床能力考核，适用于口腔住院医师规范化培训和口腔医学硕士专业学位研究生临床能力考核。

（一）临床实践经历（A）

临床实践经历（experience）分为临床实践工作量考核和社区服务实践两类。以经教学部门确认的临床工作记录为考核依据。评分为百分制，临床带教教师分别打分，考核成绩以平均分记。考核成绩将向考生本人反馈。低于 60 分为不合格，需延期学习 3 个月，参加补考。再次考评不合格者不能参加临床实践能力等级认定。

1. 临床实践工作量（A1）　口腔住院医师规范化培训包括口腔全科、口腔内科、口腔颌面外科、口腔修复科、口腔正畸科、口腔颌面影像科、口腔病理科七个培训方向。《住院医师规范化培训内容与标准（试行）》（国卫办科教发〔2014〕48 号）对每个培训方向制定了相关的临床工作量要求。本方案依据该要求及口腔住院医师临床轮转实际情况，概括制订了各培训方向住院医师需完成的临床实践工作量。

（1）口腔全科

专业	项目	例数
牙体牙髓病科	初复诊	200
	活髓牙牙体充填术	80（后牙 >50）
	前牙复合树脂美学修复	10
	根管治疗术	120
	根管再治疗术	10
	根尖外科手术	1
牙周病科	初复诊	100
	全口龈上洁治	50
	龈下刮治术	50
	牙周外科手术	5

续表

专业	项目	例数
口腔黏膜病科	初复诊	40
	书写标准病历	10
	组织病理活检	1
口腔颌面外科	普通牙拔除术	100
	复杂牙拔除术	30
	阻生牙、埋伏牙拔除术	30
	门诊局麻手术	20
	入院大病历	60
	手术记录	40
	二级以上手术担任一助	60
	消毒、铺巾、临床换药	30
口腔修复科	可摘义齿	50
	贴面、嵌体、冠、桥修复	50
	前牙桩核修复	20
	后牙桩核修复	10
	全口义齿修复	5
	复杂病例的修复（助手）	2
儿童口腔病科	乳牙或年轻恒牙龋病治疗	60
	乳牙拔除术	50
	乳牙牙髓治疗	12
	年轻恒牙牙髓治疗	5
	儿童牙外伤处理	2
	间隙保持器	2
口腔预防科	预防性充填或窝沟封闭	10
	局部用氟化物防龋	5
	流行病学调查设计及资料整理	1
	社区口腔调研或宣教	1
	口腔健康教育	3
口腔正畸科	参与矫治计划设计	10
	托槽、颊管脱落后的临时处理	5
	矫治弓形弯制	3
	活动矫治设计、制作	2
	固定矫治临床操作	5
口腔颌面影像科	全口牙位曲面体层片（俗称全景片）、CBCT判读	30
	根尖片投照及分析	30
口腔急诊科	牙痛的鉴别诊断及处置	10
	口腔颌面部急性炎症的处置	8
	牙外伤的鉴别诊断及处置	3
	口腔急性出血的处置	3
	口腔颌面部软硬组织外伤的处置	5

（2）口腔内科

专业	项目	例数
牙体牙髓病科	初复诊	200
	活髓牙牙体充填术	80（后牙>50）
	前牙复合树脂美学修复	10
	根管治疗术	120
	根管再治疗术	10
	根尖外科手术	1
牙周病科	初复诊	100
	全口龈上洁治	50
	龈下刮治术	50
	牙周外科手术	5
口腔黏膜病科	初复诊	40
	书写标准病历	10
	组织病理活检	1
儿童口腔病科	乳牙或年轻恒牙龋病治疗	60
	乳牙拔除术	50
	乳牙牙髓治疗	12
	年轻恒牙牙髓治疗	5
	儿童牙外伤处理	2
	间隙保持器	2
口腔预防科	预防性充填或窝沟封闭	10
	局部用氟化物防龋	5
	流行病学调查设计及资料整理	1
	社区口腔调研或宣教	1
	口腔健康教育	3
口腔颌面外科	普通牙拔除术	60
	复杂牙拔除术	15
	阻生牙、埋伏牙拔除术	15
	牙槽外科手术	8
	门诊小手术	5
	管理住院患者	5
	入院大病历	40
	二级以上手术担任一助	30
	中等临床换药	30
口腔修复科	简单可摘局部义齿	5
	贴面、嵌体、冠、桥修复	10
	各类核桩制作	4

续表

专业	项目	例数
口腔正畸科	参与矫治计划设计	10
	托槽、颊管脱落后的临时处理	5
	矫治弓形弯制	3
	活动矫治设计、制作	2
	固定矫治临床操作	5
口腔颌面影像科	全口牙位曲面体层片（俗称全景片）、CBCT 判读	30
	根尖片投照及分析	30
口腔急诊科	牙痛的鉴别诊断及处置	10
	口腔颌面部急性炎症的处置	8
	牙外伤的鉴别诊断及处置	3
	口腔急性出血的处置	3
	口腔颌面部软硬组织外伤的处置	5

（3）口腔颌面外科

专业	项目	例数
口腔颌面外科	普通牙拔除术	100
	复杂牙拔除术	30
	阻生牙、埋伏牙拔除术	30
	门诊局麻手术	20
	入院大病历	60
	手术记录	40
	二级以上手术担任一助	60
	消毒、铺巾、临床换药	30
牙体牙髓病科	初复诊	100
	根管治疗术	50
	活髓牙牙体充填术	30（后牙>10）
	前牙复合树脂美学修复	2
	根尖外科手术见习	2
牙周病科	初复诊	80
	全口龈上洁治	50
	龈下刮治术	20
	牙周外科手术	5
口腔修复科	简单可摘局部义齿	5
	贴面、嵌体、冠、桥修复	10
	各类核桩制作	4

续表

专业	项目	例数
口腔正畸科	参与矫治计划设计	10
	托槽、颊管脱落后的临时处理	5
	矫治弓形弯制	3
	活动矫治设计、制作	2
	固定矫治临床操作	5
口腔颌面影像科	全口牙位曲面体层片（俗称全景片）、CBCT 判读	30
	根尖片投照及分析	30
口腔种植科	单纯种植手术	8
	种植同期植骨手术	3
口腔麻醉科	术前访视患者并参与麻醉的施行	10
	书写麻醉记录和小结	5
	麻醉科急诊夜班	3
口腔病理科	标本分切	20
	特殊染色（包括免疫组织化学）	10
	病理标本的登记及管理	80
	病理读片	300
	初诊病理诊断	50
口腔急诊科	牙痛的鉴别诊断及处置	10
	口腔颌面部急性炎症的处置	8
	牙外伤的鉴别诊断及处置	3
	口腔急性出血的处置	3
	口腔颌面部软硬组织外伤的处置	5

（4）口腔修复科

专业	项目	例数
口腔修复科	可摘义齿	50
	贴面、嵌体、冠、桥修复	50
	前牙桩核修复	20
	后牙桩核修复	10
	全口义齿修复	5
	复杂病例的修复（助手）	2
牙体牙髓病科	初复诊	100
	根管治疗术	50
	活髓牙牙体充填术	30（后牙>10）
	前牙复合树脂美学修复	2
	根尖外科手术见习	2

续表

专业	项目	例数
牙周病科	初复诊	80
	全口龈上洁治	50
	龈下刮治术	20
	牙周外科手术	5
口腔颌面外科	普通牙拔除术	60
	复杂牙拔除术	15
	阻生牙、埋伏牙拔除术	15
	牙槽外科手术	8
	门诊小手术	5
	管理住院患者	5
	入院大病历	40
	二级以上手术担任一助	30
	中等临床换药	30
口腔正畸科	参与矫治计划设计	10
	托槽、颊管脱落后的临时处理	5
	矫治弓形弯制	3
	活动矫治设计、制作	2
	固定矫治临床操作	5
口腔颌面影像科	全口牙位曲面体层片(俗称全景片)、CBCT判读	30
	根尖片投照及分析	30
口腔修复工艺科	模型修整	30
	卡环弯制	30
	支托制作	6
	埋盒、开盒	10
	铸件包埋	6
	全口义齿排牙及形成	2
口腔种植科	单纯种植手术	5
	种植同期植骨手术	5
口腔急诊科	牙痛的鉴别诊断及处置	10
	口腔颌面部急性炎症的处置	8
	牙外伤的鉴别诊断及处置	3
	口腔急性出血的处置	3
	口腔颌面部软硬组织外伤的处置	5

（5）口腔正畸科

专业	项目	例数
口腔正畸科	矫治计划设计	70
	全口矫治器配戴	50
	矫治弓形弯制	100
	活动矫治设计、制作	30
	功能矫治设计、制作	10
	结束简单病例	5
	结束中等难度以上病例	5
牙体牙髓病科	初复诊	100
	根管治疗术	50
	活髓牙牙体充填术	30（后牙>10）
	前牙复合树脂美学修复	2
	根尖外科手术见习	2
牙周病科	初复诊	80
	全口龈上洁治	50
	龈下刮治术	20
	牙周外科手术	5
口腔颌面外科	普通牙拔除术	60
	复杂牙拔除术	15
	阻生牙、埋伏牙拔除术	15
	牙槽外科手术	8
	门诊小手术	5
	管理住院患者	5
	入院大病历	40
	二级以上手术担任一助	30
	中等临床换药	30
口腔修复科	简单可摘局部义齿	5
	贴面、嵌体、冠、桥修复	10
	各类核桩制作	4
口腔修复工艺科	第一序列弯曲	30
	第二序列弯曲	20
	第三序列弯曲	10
	垂直曲	4
	水平曲	4
	Ω 曲	4
	小圈曲	20
	保持器	4
	TPA 或 Nance 弓	2

续表

专业	项目	例数
儿童口腔病科	乳牙或年轻恒牙龋病治疗	30
	乳牙拔除术	20
	乳牙或年轻恒牙牙髓治疗	10
	儿童牙外伤处理	2
	间隙保持器	2
口腔颌面影像科	全口牙位曲面体层片（俗称全景片）、CBCT 判读	30
	根尖片投照及分析	30
口腔急诊科	牙痛的鉴别诊断及处置	10
	口腔颌面部急性炎症的处置	8
	牙外伤的鉴别诊断及处置	3
	口腔急性出血的处置	3
	口腔颌面部软硬组织外伤的处置	5

（6）口腔病理科

专业	项目	例数
口腔病理科	石蜡包埋及切片	200
	切片染色	200
	冷冻切片	20
	免疫组化染色切片	100
	病理读片	300
	初诊病理诊断	100
普通病例	独立进行外检的肉眼标本观察、取材	500
	进行外检工作	1000
	参与冷冻切片诊断	60
	参与疑难病理的会诊	30
	参与或见习免疫组化染色及特殊染色的病理诊断	100
细胞病理	细胞学检查初筛	50
牙体牙髓病科	初复诊	100
	根管治疗术	50
	活髓牙牙体充填术	30（后牙>10）
	前牙复合树脂美学修复	2
	根尖外科手术见习	2
牙周病科	初复诊	80
	全口龈上洁治	50
	龈下刮治术	20
	牙周外科手术	5

续表

专业	项目	例数
口腔颌面外科	普通牙拔除术	60
	复杂牙拔除术	15
	阻生牙、埋伏牙拔除术	15
	牙槽外科手术	8
	门诊小手术	5
	管理住院患者	5
	入院大病历	40
	二级以上手术担任一助	30
	中等临床换药	30
口腔修复科	简单可摘局部义齿	5
	贴面、嵌体、冠、桥修复	10
	各类核桩制作	4
口腔黏膜病科	初复诊	40
	书写标准病历	10
	组织病理活检	1
口腔颌面影像科	全口牙位曲面体层片（俗称全景片）、CBCT 判读	30
	根尖片投照及分析	30
口腔急诊科	牙痛的鉴别诊断及处置	10
	口腔颌面部急性炎症的处置	8
	牙外伤的鉴别诊断及处置	3
	口腔急性出血的处置	3
	口腔颌面部软硬组织外伤的处置	5

（7）口腔颌面影像科

专业	项目	例数
口腔颌面影像科	全口牙位曲面体层片（俗称全景片）或 CBCT 判读	200
	根尖片投照	200
	诊断报告	500
	造影检查	30
放射科	平片	30
	CT	20
	MRI	5
牙体牙髓病科	初复诊	100
	根管治疗术	50
	活髓牙牙体充填术	30（后牙>10）
	前牙复合树脂美学修复	2
	根尖外科手术见习	2

续表

专业	项目	例数
牙周病科	初复诊	80
	全口龈上洁治	50
	龈下刮治术	20
	牙周外科手术	5
口腔颌面外科	普通牙拔除术	60
	复杂牙拔除术	15
	阻生牙、埋伏牙拔除术	15
	牙槽外科手术	8
	门诊小手术	5
	管理住院患者	5
	入院大病历	40
	二级以上手术担任一助	30
	中等临床换药	30
口腔修复科	简单可摘局部义齿	5
	贴面、嵌体、冠、桥修复	10
	各类核桩制作	4
口腔病理科	标本分切	20
	特殊染色（包括免疫组织化学）	10
	病理标本的登记及管理	80
	病理读片	300
	初诊病理诊断	50
口腔急诊科	牙痛的鉴别诊断及处置	10
	口腔颌面部急性炎症的处置	8
	牙外伤的鉴别诊断及处置	3
	口腔急性出血的处置	3
	口腔颌面部软硬组织外伤的处置	5

2. 社区服务实践（A2）　在临床实习期间，通过参加社区卫生宣教活动、流行病学调查、基层医院服务等形式完成社区服务实践 10 次。

（二）经治病案报告（B）

经治病案报告（case report）为考生临床实践中直接经治病例的总结。由经治病例总结册和病案报告两部分组成。经治病例总结册要求装订成册经指导教师签名后提交；病案报告以课件（PPT）形式提交，并经专家面试答辩。

1. 经治病例总结册（B1）　总提交 10 例，其中含牙周、牙髓、修复或正畸处理的综合病例不少于 5 例及外科住院病例 1 例。含病史小结、临床资料、要点讨论、参考文献。

2. 病案报告答辩 1 例（B2） 病案报告答辩病案要求如下：

级别		病案要求
Ⅱ级	牙体牙髓病学	磨牙牙髓炎及根尖周炎治疗或牙体硬组织疾病的树脂分层修复
	牙周病学	牙周炎系统治疗
	口腔黏膜病学	含临床诊断与病理诊断分析
	儿童口腔病学	乳牙或年轻恒牙牙髓病治疗，或牙外伤的处理
	口腔修复学	含咬合分析
	口腔颌面外科学	含临床诊断与病理诊断分析
	口腔正畸学	含 3 个以上治疗方案的选择依据分析
	口腔颌面影像学	含影像技术分析
	口腔全科医学	3 个专科以上的综合病例

（三）客观结构化临床技能考核（C）

客观结构化临床技能考核（objective structural clinical examination，OSCE），即模拟临床场景测试学生的临床综合能力，为多站式考核计分评价。考核内容包括临床综合知识、临床资料采集、辅助检查判读、临床思辨能力、医学公共技能、口腔专业技能等多方面技能考核。根据临床考核需要可单项或多项选考。

代码	项目	内容	时长（分钟）
C1	辅助检查结果判读	口腔影像学资料判读，选择题	20
C2	辅助检查基本技能	牙髓电活力测试、可摘局部义齿修复模型的观测或下颌磨牙根尖片拍摄 3 项技术 3 项随机抽取 1 项	20
C3	医患沟通与临床检查	病史采集、专科检查，并作出诊断与治疗计划，采用标准化患者（SP）	10
C4	病历处方书写	根据第 3 站标准案例，书写门诊病历 1 份及药品处方 1 张	10
C5	临床病例分析	交互式病例分析，回答问题，给出诊断及治疗计划，由案例库随机抽取	20
C6	公共技能	血压测量/心肺复苏（2 选 1）	5
C7	口腔全科技能	口腔专科技能操作，采用标准化头模	15
C8	专科技能	口腔专科技能操作，采用标准化头模或临床标准病例	20
合计			120

1. 辅助检查结果判读（C1） 考核学生判读口腔影像学表现的能力。

考核形式：由计算机自题库中抽取口腔影像资料考题，单项选择题回答。内容涉及基本的口腔影像学知识以及口腔常见疾病的影像诊断，包括根尖片、全口牙位曲面体层片（俗称全景片）或 CBCT 图像。

评分方法：由 1～2 名考官监考，1 名考务协助。

2. 辅助检查基本技能（C2） 考核学生口腔临床相关辅助检查的基本技能掌握情况。

考核形式：本站点采用的是牙髓电活力测试、可摘局部义齿修复模型的观测或下颌磨牙根尖片拍摄 3 项技术，根据考试设计，可以随机抽取 1 项或多项进行操作。

评分方法：由 1～2 名考官监考，1 名考务协助。

3. 医患沟通与临床检查（C3） 考查学生是否可以规范接诊，准确收集病史，结合临床检查提出可能的诊断、进一步的检查和治疗计划。同时考查学生在临床接诊、问诊时的仪容、态度、语言等医患沟通技巧，包括向患者询问，提供诊疗决策、病情预后及诊治费用等方面的信息。

考核形式：学生对 SP 患者（或学生相互）进行病史采集，完成一般检查和专科检查，作出诊断并制订治疗计划并完成术前沟通。

评分方法：考官参照评分标准及操作规范进行评分。由 1～2 名考官监考，1 名考务协助。

4. 病历处方书写（C4） 考核学生病历书写和开具处方的能力。

考核形式：要求考生对 C3 站点的 SP 临床资料采集情况进行门诊病历撰写，并出具一份相应的门诊处方。

评分方法：考官参照评分标准进行评分。由 1～2 名考官监考，1 名考务协助。

5. 临床病例分析（C5） 考核学生如何灵活应用理论知识解决实际临床问题的能力，并且能够层层剖析线索，确定诊断和治疗计划，回答相关临床问题。

考核形式：根据提供的临床标准案例资料，面试回答问题。标准案例由 3～4 个问题组成。

评分方法：考官根据考生答题情况进行评分。由 1～2 名考官监考，1 名考务协助。

6. 公共技能——血压测量／心肺复苏（二选一）（C6） 考核学生评估患者全身状况的一项公共技能。

考核形式：考生按 2 人 1 组，相互用水银血压测量仪测量血压，口述测量结果，或采用模拟人用人工胸外挤压和口对口人工呼吸方法。

评分方法：考官参照评分标准及操作规范进行评分。由 1～2 名考官监考，1 名考务协助。

7. 口腔全科技能（C7） 考核学生的口腔临床全科技能掌握情况。

考核形式：考生从备选项目中随机抽取一项口腔临床技能操作项目进行操作。

评分方法：考官参照评分标准及操作规范进行评分。由 1～2 名考官监考，1 名考务协助。

8. 口腔专科技能（C8） 考核学生的口腔临床专业技能掌握情况。

考核形式：根据住院医师规范化培训的专业方向考核一项口腔临床技能操作，考核项目为随机抽取。在仿真头模及标准模型上操作，或临床标准患者操作。

评分方法：考官参照评分标准及操作规范进行评分。由 1～2 名考官监考，1 名考务协助。

科目	考核项目（任选 1 项）
口腔内科	Ⅱ类洞窝洞充填
	前磨牙或磨牙根管治疗——髓腔通路建立
	前磨牙或磨牙根管治疗——根管预备（机用镍钛器械根管预备技术）
	前磨牙或磨牙根管治疗——根管充填
	龈下刮治术（手工，一区段）

续表

科目	考核项目（任选1项）
口腔颌面外科	后牙拔除术（不含Ⅲ度松动牙）
	牙弓夹板结扎固定术
	牙槽嵴修整术
	牙龈黏膜角形翻瓣缝合术
	活组织检查术
	浅表间隙感染切开排脓
口腔修复科	下颌磨牙邻𬌗面金属嵌体牙体预备
	上颌前牙的烤瓷冠（全瓷冠）预备
	冠修复体基牙排龈技术（双线排龈）和硅橡胶印模制取（两步法）
	全瓷冠试戴及树脂粘接
	下颌肯氏Ⅱ类缺失绘制导线、模型设计及基牙预备
口腔正畸科	口腔正畸 X 线头颅侧位片的定点和数据分析
	托槽定位粘接（单颌）
口腔颌面影像科	任意牙位根尖片拍摄（及读片）
口腔病理科	免疫组化技术基本步骤

三、科研考核方案

通过对科学研究过程和成果的考核，评价住院医师的科学思维方法和从事临床医学科学研究的能力。包括以下几个方面：

（一）中期考核

中期考核是在住院医师进入二年级时进行。考核内容包括：①撰写课题研究进展报告：包括立项依据、研究目标、研究内容、研究方案、拟解决的关键科学问题、特色与创新之处，以及前期工作实验结果等；②医院组织专家考核小组对住院医师进行科研课题中期考核。住院医师汇报并答辩课题报告内容。考核专家根据课题进展报告内容及答辩情况进行评审，并提出评审意见。

（二）论文答辩

住院医师论文答辩在住院医师规范化培训结业前进行。住院医师的论文答辩应达到专业学位硕士研究生答辩水平，表明其已经具有从事科学研究工作和独立承担专门技术工作的能力。

论文答辩委员会由具有高级专业技术职务的专家（不含导师）3 人组成，其中正高职称专家至少 1 人。论文答辩委员会对其学位论文进行考核，根据答辩的情况，作出"优秀"、"通过"、"暂缓通过"和"不通过"的决定。论文答辩"通过"者，方可通过培训基地的审核，参加住院医师规范化培训结业考试。

（三）申请学位

口腔住院医师在培训期间以同等学力人员身份申请口腔医学专业学位硕士的，在完成其申请院校"同等学力人员申请口腔医学硕士专业学位培养方案"所规定的各项要求，达到学位申请条件可申请学位。

学位申请条件：

1．通过国务院学位办组织的同等学力人员申请硕士学位外国语水平全国统一考试及口腔医学专业学科综合水平全国统一考试，并取得合格证书。

2．通过课程考核，修满学分。

3．取得口腔医学专业的《执业医师资格证书》。

4．在省级以上卫生计生行政部门公布的住院医师规范化培训基地完成住院医师规范化培训并取得《住院医师规范化培训合格证书》。

5．通过硕士学位论文答辩（即本节"三、科研考核方案"中"论文答辩"）。

6．以第一作者（申请院校为第一单位）在正式发行的学术刊物上发表研究性论著，或病案报告，或综述性论文1篇及以上。

（孙卫斌　谢思静　闫　翔　王铁梅　刘　玉　汤旭娜　季　骏　聂蓉蓉　韩　伟）

第四章

住院医师规范化培训岗位职责和
管理规定

第一节 临床培训人员岗位职责

一、临床培训的目的

通过病房、门诊、急诊等诊治患者的各项活动,培养学生独立思考解决问题的能力,进一步巩固基础理论和基本知识。掌握各科常见病、多发病的诊断、鉴别诊断及治疗和预防知识;各科急诊诊断和处理;各科诊疗基本技能、技术操作及手术前后处理;掌握各科常用药物的正确使用。

二、临床培训的基本任务

住院医师在带教教师指导下,应刻苦学习,努力完成实习大纲所规定的全部内容。

三、临床培训的基本要求

(一)树立救死扶伤、全心全意为人民服务的良好医德风范。

(二)自觉服从实习医院的领导、老师的管理,遵守实习医院的各项规章制度,尊敬师长,关心患者,体现住院医师良好精神风貌。

(三)按照大纲的要求,完成培训任务。

(四)熟练掌握病史采集、书写及系统体格检查等基本技能,熟练掌握临床基本操作技能。

(五)从事一定量门诊、急诊、病床管理及病房夜班工作。

(六)树立严谨的工作作风,密切观察患者的病情变化、治疗效果,特殊检查应随时记录,上级医师意见及时准确记入病程中。

(七)对急诊患者应随时观察病情,报告带教教师,及时处理。

(八)所有医疗行为必须在带教教师指导下进行。严格按住院医师权限进行医疗活动,住院医师无处方权,所抄处方需经带教教师签字后方有效,不得以任何借口冒领药物,不得单独处理患者,不得擅自开具诊断证明。

(九)按医院要求参加医院及科室组织的学术报告、临床病例讨论和专题讲座。

第二节　临床培训人员岗位制度

一、实施范围

各年级凡涉及为患者或群众直接服务的临床培训医师均实行本岗位制度。

二、岗位管理

（一）正常上岗

临床培训医师在上一轮（科）临床培训学习中完成临床培训任务，通过出科考核。由医院安排或根据轮转表正常进入下一轮（科）培训。

（二）等待岗位（暂停培训）

1. 临床培训医师培训表现或成绩较差者且有不良影响，须待岗 1～2 天，本人写出思想认识。态度较好者，由兼职辅导员安排岗位。

2. 在培训过程中，学习态度较差，劳动纪律散漫，经多次提醒和教育无效者，或有一次较严重违纪违规者，待岗停培训 2～5 天。

3. 在培训中，因服务质量差被患者或其家属投诉者，经查实，待岗停培训 2～5 天。

（三）责令下岗

1. 在培训中，严重违纪违规或直接造成医疗事故并产生恶劣影响者，立即责令其下岗。

2. 对第 3 次待岗的临床培训医师，立即责令下岗。

三、其他

临床培训教学医院要在加强思想教育的基础上加大管理力度，医院可根据实际制订具体实施办法。

第三节　临床培训人员管理制度

一、临床培训人员接收及临床准入制度

（一）临床培训人员经所在单位或院校同意，向院校教育科提出培训要求，经资格审核，考核选拔，教育科确认接收人员，向临床培训人员发出《临床培训接收函》。

（二）教育科根据培训大纲编制《临床培训手册》，培训人员凭《临床培训接收函》到教育科办理报到手续，经岗前培训，考核合格后，领取培训手册、考勤表及胸卡，准许进入临床培训，并严格按照轮科表到各科室上岗。

二、临床培训人员工作制度

（一）临床培训医师在临床培训学习期间，必须遵守国家的各种相关法律法规，如《中华人民共和国执业医师法》《医学教育临床实践管理暂行规定》《中华人民共和国母婴保健法》《临床输血技术规范》，以及医院、科室的各种规章制度。

（二）临床培训医师在思想政治、业务学习、生活管理、请假手续等方面应服从医院的管理，按期完成带教教师交给的医疗工作及其他各项任务。

（三）临床培训医师必须对患者关心爱护，经常了解患者的病情变化、心理状况，树立高度的责任感和同情心，不允许有损害患者健康的行为。

（四）及时规范完成各种医疗文书。

（五）门诊、急诊工作（含值班）

1．按医院要求参与门诊和急诊工作（包括值班），上班期间不得离开医院。因事暂时离开岗位须经带教教师同意，并通知有关人员以便寻找。

2．除完成病历外，在带教教师指导下，进行检查及治疗工作。

（六）病房工作

1．每日上午提前半小时上班作好查房准备，随带教教师查房和巡视病房（包括主任查房），汇报新入院患者情况，提出初步诊断和处理意见，并报告其他患者病情变化。

2．下午和傍晚应随同带教老师或住院总医师巡视病房。

3．遵守和执行病房保护性医疗制度，对患者及其家属关于诊断治疗或手术后有所询问时，应遵守带教教师意见解答。对手术预后不良或病情恶化等严重情况不得擅自向患者透露。

4．在带教教师指导或允许下，施行各种诊治操作及手术，不得擅自单独进行。

5．遇有患者病情变化应随时诊查并及时向带教教师报告。

（七）医嘱、处方

1．临床培训医师无独立处方权。

2．临床培训医师可在带教教师指导下，开列医嘱和处方，并经带教教师审签后执行。

（八）临床培训医师在完成医疗工作的同时，亦应学习护理，协同护士工作（包括采血、补液、灌肠等）以及手术前皮肤准备等。

（九）临床培训医师应积极参加科内的病例分析、疑难病例讨论、死亡病例讨论及学术报告等，参加为实习生、进修生安排的各种讲座以及会议等。

（十）临床培训医师要爱护医院的医疗器械及一切财产。如有损坏，应按有关赔偿制度进行赔偿和处理。重要药品、医药用具、未经带教教师同意，不得擅自动用。

（十一）临床培训医师在学习和工作中应谦虚谨慎、勤奋务实，养成理论联系实际与实事求是的科学态度，杜绝弄虚作假的不良行为。

（十二）临床培训医师应按时参加实习组的政治理论学习，密切联系思想实际，做好实习小结，认真填写实习课程计划考核表。

三、临床培训人员纪律制度

（一）临床培训人员必须遵守医院的各项规章制度，恪守医务人员的职业道德，全心全意为患者服务。

（二）上班期间必须统一穿着工作服和佩戴胸卡，不留披肩发，不留长指甲，不穿响底鞋，不佩戴首饰，遵守岗位行为规范。

（三）不得在宿舍使用各种灶具（包括酒精炉、电炉、煤油炉、煤球炉等）做饭，不得私自乱拉乱接电源。遵守实习生宿舍作息制度。

（四）临床培训人员应遵守实习医院的考勤制度，不得无故迟到、早退或缺勤。

（五）培训小组之间、培训人员之间应搞好团结，互帮互助，严禁违章滋事。

四、临床培训人员请假制度

（一）培训期间不放寒暑假，其他法定假日应服从科室安排。法定节假日原则上就地休息，特殊情况需要离开本地者，必须履行请假手续。

（二）培训人员请病假，应有医院病假证明，按照一般职工病假原则处理。1 周以内的病假，一般原地休息，不得离开医院；如病假时间较长，需离院治疗、休养者，经教育科同意，报学校批准后方可离开。返回医院实习时应当立即到教育科报到。

（三）临床培训期间原则上不准请事假。如遇特殊情况，按程序办理请假手续。请事假 3 天以内由科主任批准；3 天以上，7 天以内由教育科批准；7 天以上必须经医院同意报学校批准后方可生效。休假结束上班当天必须到教育科销假，否则按旷实习处理。

（四）凡病、事假缺实习者，必须补培训，若每科室缺实习 1/2 时间（含 1/2 时间），必须重新实习该科，如时间不允许则报请学校，由学校安排。

（五）不得委托他人代请假，不得借故和虚假请假；不得未请假（含未经批准）离开医院，不得无故或借故超假。未履行请假手续或续假手续者，一经查明情况属实，按旷实习有关规定处理。

（六）凡无故缺勤 1～2 天者，予全院实习生中通报批评，无故缺勤达 3 天以上（含 3 天）或请假未予批准而离院者予停止实习并退回学校处理。

五、临床培训人员考核制度

（一）临床培训人员在每一大科实习结束时，进行出科操作技能考核或（和）理论考试。

（二）出科时的操作技能考核以医疗文书、诊疗能力、体格检查、临床操作、专家面试为主。

（三）操作技能考核由科室组织考核。理论考试由学院统一组织命题考试。

（四）在出科考试时医院和科室应有专门人员组织考试，考核中应严肃认真，如实反映平时的实习情况。

（五）临床各科室作好实习生的考试、考核成绩登记，及时上报教育科。

六、临床培训手册管理

（一）临床培训手册是培训人员在各专业培训时的评价记录，包括自我鉴定、小组鉴定、培训科室鉴定、培训登记表等内容。

（二）培训手册要求用钢笔或黑色签字笔填写，字迹要清楚工整。

（三）培训手册在各专业实习结束出科前 3 天内，写好自我鉴定，培训小组组长鉴定后交给带教老师或所在培训科室。

（四）培训科室应在实习结束后的 3 个工作日内，组织鉴定小组对培训人员的综合表现进行全面鉴定、评分，并由带教老师和科主任签名确认。

（五）临床培训手册在培训期间由培训人员自行保管，培训人员应如实填写，相关鉴定应由带教老师或科主任签名确认，不得弄虚作假，如有违者，视情节轻重，将按医院有关规定处理，并通报学校，直至退回学校处理。

（六）整个培训结束时，培训人员必须做自我鉴定，然后由培训组签署意见后交至教育科写总鉴定，并统一上交医院。

七、培训科室管理职责

（一）培训科室是负责培训教学的基层单位，在教学主任和教学秘书的直接领导下，由专人全面负责日常的临床培训教学工作安排，并选派思想品质好、业务技术高、带教认真负责的老师，承担临床培训带教任务。

（二）科室必须对培训人员进行入教育，介绍科室情况以及有关规定，指定带教老师，安排培训人员工作任务。

（三）负责制订本科室临床培训教学计划，分配带教任务，有计划地组织本科室的实习教学活动（如教学查房、病例讨论和专题讲座等），强化基本技能训练，用启发性教学来提高培训人员分析问题和解决问题能力。

（四）经常检查教师带教和培训人员学习情况，落实培训大纲完成情况，不断总结交流经验，改进教学方法，努力提高教学质量。

（五）严格实习纪律，认真执行考勤制度，深入了解培训人员思想品德、实习态度、工作纪律等表现，及时总结和讲评，发现问题及时予以教育和批评指正。

（六）各科每2周组织一次小讲课；每2周组织一次由副高人员主持的教学病例讨论，培训人员应准备发言稿，有讨论记录；每两2周每专业至少一次教学查房。

（七）严肃出科考核制度，带教老师应认真、及时填写培训人员的《培训鉴定表》和《培训登记表》。培训结束前，组织培训人员进行出科理论考试和基本技能操作考核。

（八）建立汇报制度，教学主任应定期向教育科汇报实习教学工作情况。

八、培训带教教师职责

（一）临床培训带教老师原则上应由医院高年资主治医师或以上职称人员担任。

（二）强化教学意识，教书育人，为人师表，对培训人员思想上正确引导，业务上从严要求，道德上良好示范，工作上一丝不苟，培养服务意识和奉献精神。

（三）培训人员进入科室，带教老师和科（区）护士长共同负责入科前教育，介绍科室基本情况、规章制度、注意事项，明确具体的工作任务和要求。

（四）带教老师必须明确自己的职责，熟悉培训教学大纲的要求，紧扣教学大纲进行带教。加强对培训人员的病史采集、体格检查、病历书写及临床基本技能的训练，指导培训人员临床技能操作，及时纠正培训人员的操作错误。负责检查和修改培训人员的各种记录（如医疗文件、毕业论文等），对培训人员书写的医疗文件要及时修改并签名。

（五）临床教学查房时应结合病例做到"四讲一问"（讲基础理论、讲临床经验、讲观察重点、讲处理方法，提问相关问题），培养临床思维、分析、表达和处理问题的能力。

（六）合理分配病床、病种和手术操作机会，对少见病例要组织培训人员观察或安排病例讨论，未达到培训大纲要求的病种和操作应创造条件弥补。

（七）听取培训人员的意见和合理性建议，改进教学方法，不断提高实习教学质量。

九、培训结束后离院要求

（一）培训结束时，离院前要按规定写好培训鉴定表，并上交教育科审核。

（二）将培训考勤表交教育科审查出勤情况。

（三）教育科签定意见，并盖章。

（四）离开医院，培训鉴定表由医院教育科密封函递培训人员所造单位教育主管部门。

第四节　门（急）诊病历书写规范

一、一般要求

（一）本规范参照原卫生部颁布《病历书写基本规范》中门（急）诊病历书写要求及内容制订。

（二）第一次就诊的患者要求填写门诊病历封面的各种项目。

（三）初诊病历的要点

1. 就诊时间　如：2009-7-19，急诊病历的就诊时间要具体到分钟。

2. 主诉　由患者叙述，其就诊的最主要原因，包括症状、部位及持续的时间（三要素）。

3. 病史　重点写出本次患病的起病日期、主要症状、外院治疗情况及疗效，并简要叙述与本次疾病有关的过去史、个人史及家族史。

4. 检查　重点记录阳性体征及有助于鉴别诊断的阴性体征，辅助检查的结果。

5. 诊断　写出规范的疾病名称。如暂不能明确，可在病名后加"？"。

6. 建议　列出治疗计划。

7. 处理　详细治疗步骤以及处方内容，必要时记录患者就诊态度。

8. 医师签名及记录时间。

（四）复诊病历的要点

1. 复诊时间　如：2009-7-19。

2. 主诉　由复诊患者叙述，其复诊的最主要原因，包括症状、部位及持续的时间（三要素）。

3. 病史　上次诊治后的病情变化和治疗反应，不可用"病情同前"的字样。

4. 检查　着重记录原来阳性体征的变化和新的阳性发现，需补充的辅助检查项目。

5. 三次不能确诊的患者，接诊医师应请上级医师会诊，上级医师应写明会诊意见及会诊日期和时间并签名。

6. 诊断　对上次已确诊的患者，如诊断无变更，可不再写诊断。

7. 建议　如改变治疗计划，需写明。

8. 处理　详细记录治疗步骤以及处方内容。

9. 医师签名及记录时间。

注：转诊患者或与前次不同病种的复诊患者，应视作初诊，并按初诊病历要求书写。

二、口腔科病历书写要求

口腔科病历的一般项目、病史、体格检查与入院记录基本相同，有关本专科的病历书写重点如下：

（一）现病史

1．颌面部炎症性疾病　发病时间，病情缓急，张口、吞咽、语言、咀嚼障碍的程度，肿痛的中心部位以及全身症状，病灶牙发病情况。

2．颌面部肿瘤　发病年龄，病程长短，原发部位，生长速度，有无疼痛、出血、溃疡、鼻出血、鼻塞、脓涕、复视（上颌窦癌）、下唇麻木（下颌骨恶性肿瘤）、面瘫（腮腺癌）等，口内修复体情况，既往手术史及其他治疗情况。

3．颌面部创伤　致伤原因、方向、部位及跌倒后首先着地部位，出血量，有无骨折及异物存留，有无呼吸困难、恶心、呕吐、耳漏、鼻漏，有无𬌗关系紊乱、张口受限、休克、昏迷等及其程度和持续时间，有无颅脑损伤及其他部位并发伤。

4．颌面部畸形　先天性畸形对进食、语言及呼吸功能的影响、喂养情况（唇裂）；获得性畸形的发病和形成过程，口腔功能障碍类型、程度及诊疗情况。

5．口腔修复科疾病　牙体或牙列缺损、缺失的时间、原因、发展过程，是否接受过修复治疗，采用了哪种修复治疗方式、持续时间和使用效果。咬合是否正常，有否夜磨牙等。

6．口腔内科疾病　发病时间、部位、性质、程度，有无规律，持续过程，咀嚼时反应，缓解方法及伴随症状，初发或复发。

（二）专科检查

1．口外检查

（1）面颊部：面部表情变化；正面：面型、面部对称性、面中 1/3 凸度及口唇关系（是否开唇露齿、颏唇沟、上下唇长度）；侧面：是否直面型、鼻唇角大小，上、下颌骨位置关系、下颌平面角度等；皮肤色泽、质地和弹性，有无瘢痕、红肿、伤口、溃烂、瘘管及新生物（记录其部位、范围、形态、质地，有无移动度、波动感、捻发音及触痛，与深部组织和表面皮肤的关系等）。

（2）唇及口角部：形态、大小，有无畸形、缺损，黏膜色泽，有无红肿、糜烂、溃疡、皲裂、脱屑、痂壳及新生物（记录其部位和范围），唇线的水平，外露的牙龈和肌肉附着。

（3）上、下颌骨：有无膨隆或缺损（记录其部位和范围），骨面有无乒乓球感，骨折（包括部位，开放或闭合性，有无移位、骨擦音、异常动度、张口受限、咬合错乱、血肿等）。

（4）头颈部淋巴结：有无肿大（部位、大小、数目、硬度、活动度），与皮肤或基底部有无粘连，有无压痛及波动感。

2．口腔检查

（1）口腔前庭：唇、颊系带的位置，唇、颊及牙龈黏膜的色泽，有无窦道、斑块、网纹、溃疡或新生物，腮腺导管口有无红肿及其排出物的性质（清亮、浑浊或脓性）。

（2）牙齿、牙周、牙列及咬合：检查牙齿形态、数目、排列情况，有无龋齿、窦道、其他牙体损害及牙髓活力等。菌斑、软垢、牙石等口腔卫生状况，有无局部促进因素；牙龈充血、水肿的程度及其范围，是否伴有牙龈的增生及龈缘位置的变化；牙周袋的深度及范围；有无探诊出血及程度；根分叉区有无损害及程度。牙列是否完整，缺牙区：伤口是否愈合缺牙区牙槽嵴宽度，表面软组织厚度、弹性及松弛度，是否有骨突、骨刺；邻牙是否有倾斜、移位、松动；基牙的高度、稳固程度、磨耗及牙周状况。牙齿的咬合及功能状况。

（3）固有口腔

1）腭：检查腭部黏膜的色泽、质地和形态，是否有充血、肿胀、包块、溃疡和坏死；观察是否有畸形和缺损；肿块应检查其颜色、大小、形态、质地和动度；检查软腭、腭垂、腭舌弓、腭咽弓的运动及腭咽闭合情况。髁突活动度有无异常，双侧活动是否对称，开闭口运动时关节有无弹响和疼痛，开口度、开口型是否正常，关节运动过程中是否出现绞锁，咬合关系是否正常，髁突和咀嚼肌有无压痛。

2）舌：舌体、舌根、舌腹黏膜的色泽，有无皲裂、充血、糜烂、溃疡和肿块（记录其大小、范围、硬度、活动性，有无触压痛及浸润）；舌背乳头有无增生或萎缩；舌苔的形状及颜色；舌形以及舌体大小，是否有舌体上抬；舌运动情况，有无运动障碍，伸舌检查时应注意其对称性及有无歪斜或震颤；舌系带位置及长度；感觉有无异常。

3）口底黏膜：有无充血、肿胀、溃疡或新生物，下颌下腺导管口有无红肿、溢脓，扪诊有无结石等。

3. 颞下颌关节检查　关节区有无红肿、凹陷、畸形，髁突活动有无异常，双侧是否对称；开口度、开口型是否正常，运动时是否出现绞锁，开闭口运动时是否伴有弹响和疼痛，以及弹响出现的时间；前伸及侧方运动是否正常；关节及咬肌、颞肌区是否有压痛；口内咬合关系是否正常。

4. 唾液腺检查　主要检查腮腺、下颌下腺和舌下腺三对大唾液腺，两侧是否对称，有无肿大、红肿、压痛和肿块（记录其大小、形态、质地、活动度及与周围组织的关系），导管口有无红肿、溢脓，分泌物的量及其性状，如腮腺肿块应观察有无面瘫，软腭、咽侧壁有无突起。

5. 口腔颌面部炎症　肿胀部位，波及范围，肤色，硬度，有无压痛、波动及凹陷性水肿，穿刺结果（疑有深部脓肿时），有无皮（龈）瘘（溢脓情况），病灶牙情况（有、无），张口度，淋巴结有无肿大、压痛，有无呼吸或吞咽障碍，有无脱水或败血症等症状。

6. 口腔颌面部损伤　损伤部位及性质，肿胀，触痛及面部畸形情况，有无骨折或异物存留（如有骨折，骨折片移位情况），有无麻木、面瘫及皮下青紫，有无组织缺损（部位、大小），有无出血、感染，牙齿情况（牙折、松动、移位、脱位），有无咬合错乱，张口度情况，有无咀嚼、吞咽、呼吸障碍，有无眼球运动障碍或复视，有无脑脊液漏，有无颅脑或其他部位损伤。

7. 口腔颌面部肿瘤　生长部位及方式，大小（长 × 宽 × 高，cm），波及范围（与邻近组织关系），皮肤、黏膜、牙龈情况，活动度，触痛，牙齿有无移位、松动、脱落，咬合关系有无改变（颌骨中心性良恶性肿瘤），有无功能障碍（张口度、舌及眼球运动等），有无面瘫（腮腺肿瘤），有无下唇麻木（下颌骨中心性癌瘤），颏下、下颌下、颈部淋巴结有无肿大，其部位、大小、数目、硬度、活动度等。

8. 口腔颌面部畸形（发育性）

（1）唇裂：左、右或双侧，类型，唇高（健、患侧），鼻孔大小（健、患侧），鼻小柱是否偏斜，鼻尖及鼻翼塌陷情况，前唇部及前颌骨情况（双侧唇裂），有无牙槽嵴裂，萌牙情况，有无身体其他部位畸形。

（2）腭裂：类型，裂隙宽度（mm），腭咽距离（mm），犁骨、扁桃体、增殖腺情况，咽部有无充血，发音情况，有无身体其他部位畸形。

三、电子病历

（一）电子病历的定义

电子病历是指医务人员在医疗活动过程中，使用医疗机构信息系统生成的文字、符号、图表、图形、数据、影像等数字化信息,并能实现存储、管理、传输和重现的医疗记录,是病历的一种记录形式。

使用文字处理软件编辑、打印的病历文档,不属于原卫生部《电子病历基本规范(试行)》所称的电子病历。

(二)电子病历基本要求

1. 电子病历录入应当遵循客观、真实、准确、及时、完整、规范的原则。

2. 电子病历录入应当使用中文和医学术语,要求表述准确,语句通顺,标点正确。通用的外文缩写和无正式中文译名的症状、体征、疾病名称等可以使用外文。记录日期应当使用阿拉伯数字,记录时间应当采用 24 小时制。

3. 电子病历包括门(急)诊电子病历、住院电子病历及其他电子医疗记录。电子病历内容及录入应当按照原卫生部《病历书写基本规范》《中医病历书写基本规范》《电子病历基本规范(试行)》《中医电子病历基本规范(试行)》统一制定的项目名称、格式和内容,不得擅自变更。

(三)电子病历系统的设置和建设

医疗机构电子病历系统的设置和建设应当满足临床工作需要,遵循医疗工作流程,保障医疗质量和医疗安全。

1. 电子病历系统应当为操作人员提供专有的身份标识和识别手段,并设有相应权限;操作人员对本人身份标识的使用负责。医务人员采用身份标识登录电子病历系统完成各项记录等操作并予确认后,系统应当显示医务人员电子签名。

2. 电子病历系统应当设置医务人员审查、修改的权限和时限。权限划分原则:住院医师可执行病历书写(录入)、浏览、修改等操作;主治医师可执行病历书写(录入)、浏览、修改、质量控制等操作;副主任、主任医师可执行病历书写(录入)、浏览、修改、质量控制、管理、封存归档等操作;医务、病案管理部门可执行病历管理、浏览、封存、解封、质量控制等操作。时限设定原则:按照原卫生部《病历书写基本规范》所规定的时限设定。在不违反上述原则的前提下,医疗机构可根据本单位实际划分,设定护理、医技等其他岗位人员具体的权限和时限。实习医务人员、试用期医务人员记录的病历,应当经过在本医疗机构合法执业的医务人员审阅、修改并予电子签名确认。医务人员修改时,电子病历系统应当进行身份识别、保存历次修改痕迹、标记准确的修改时间和修改人信息。

3. 电子病历系统应当为患者建立个人信息数据库,包括姓名、性别、出生日期(或年龄)、民族、婚姻状况、职业、工作单位、住址、有效身份证件号码、社会保障号码或医疗保险(公费)号码、联系人、联系电话、门诊病历号码(就诊卡号)、科别、病区、住院号码(病案号)、影像和特殊检查资料号码等,授予唯一标识号码并确保与患者的医疗记录相对应。

4. 电子病历系统应当具有严格的复制管理功能。同一患者的相同信息可以复制,复制内容必须校对,不得出现原则性错误及整段的复制与粘贴,不同患者的信息不得复制。

5. 电子病历系统应当满足国家信息安全等级保护制度与标准。严禁篡改、伪造、隐匿、抢夺、窃取和毁坏电子病历。

6. 电子病历系统应当为病历质量监控、医疗卫生服务信息以及数据统计分析和医疗保险费用审核提供技术支持,包括医疗费用分类查询、手术分级管理、临床路径管理、单病种质量控制、平均住院日、术前平均住院日、床位使用率、合理用药监控、药物占总收入比例等医疗质量管理与控制指标的统计,利用系统优势建立医疗质量考核体系,提高工作效率,保证医疗质量,规范诊疗行为,提高医院管理水平。

(四)实施电子病历基本条件

1. 具有专门的管理部门和人员,负责电子病历系统的建设、运行和维护。

2. 具备电子病历系统运行和维护的信息技术、设备和设施,确保电子病历系统的安全、稳定运行。

3. 建立、健全电子病历使用的相关制度和规程,包括人员操作、系统维护和变更的管理规程,出现系统故障时的应急预案等。

(五)运行电子病历系统应当符合的要求

1. 具备保障电子病历数据安全的制度和措施,有数据备份机制,有条件的医疗机构应当建立信息系统灾备体系。应当能够落实系统出现故障时的应急预案,确保电子病历业务的连续性。

2. 对操作人员的权限实行分级管理,保护患者的隐私。

3. 具备对电子病历创建、编辑、归档等操作的追溯能力。

4. 电子病历使用的术语、编码、模板和标准数据应当符合有关规范要求。

(六)电子病历的管理

1. 医疗机构应当成立电子病历管理部门并配备专职人员,具体负责本机构门(急)诊电子病历和住院电子病历的收集、保存、调阅、复制等管理工作。

2. 医疗机构电子病历系统应当保证医务人员查阅病历的需要,能够及时提供并完整呈现该患者(就诊者)的电子病历资料。

3. 患者(就诊者)诊疗活动过程中产生的非文字资料(CT、磁共振、超声等医学影像信息,心电图、录音、录像等)应当纳入电子病历系统管理,应确保随时调阅、内容完整。

4. 门诊电子病历中的门(急)诊病历记录以接诊医师录入确认即为归档,归档后不得修改。

5. 住院电子病历随患者(就诊者)出院经上级医师于患者(就诊者)出院审核确认后归档,归档后由电子病历管理部门统一管理。

6. 对目前还不能电子化的植入材料条形码、知情同意书等医疗信息资料,可以采取措施使之信息数字化后纳入电子病历并留存原件。

7. 归档后的电子病历采用电子数据方式保存,必要时可打印纸质版本,签名保存。已完成录入打印并签名的病历不得修改。打印的电子病历纸质版本同一医疗机构应当统一规格、字体、字号及排版格式等,建议选用 A4 或 16K 纸张、宋体、5 号字,其内容应与归档电子病历完全一致。打印字迹应清楚易认、内容完整,符合病历保存期限和复印的要求。电子病历保存期限同纸质病历。电子病历与纸质病历具有同等效力。

8. 电子病历数据应当保存备份,并定期对备份数据进行恢复试验,确保电子病历数据能够及时恢复。当电子病历系统更新、升级时,应当确保原有数据的继承与使用。

9. 医疗机构应当建立电子病历信息安全保密制度,设定医务人员和有关医院管理人员调阅、复制、打印电子病历的相应权限,建立电子病历使用日志,记录使用人员、操作时间和内容。未经授权,任何单位和个人不得擅自调阅、复制电子病历。

10. 医疗机构应当受理下列人员或机构复印或者复制电子病历资料的申请:

（1）患者（就诊者）本人或其代理人；

（2）死亡患者法定继承人或其代理人；

（3）为患者（就诊者）支付费用的基本医疗保障管理和经办机构；

（4）患者（就诊者）授权委托的保险机构；

（5）负责医疗事故技术鉴定的部门；

（6）公安、司法、人力资源社会保障等部门。

11. 医疗机构应当指定部门或者专（兼）职人员负责受理复印或者复制电子病历资料的申请，受理申请时，应当要求申请人提供有关证明材料，并对申请材料的形式进行审核。经办人员提供以下证明材料后，医疗机构可以根据需要提供部分或全部病历。

（1）申请人为患者（就诊者）本人的，应当提供本人有效身份证明。

（2）申请人为患者（就诊者）代理人的，应当提供患者（就诊者）及其代理人的有效身份证明、代理人与患者（就诊者）代理关系的法定证明材料和授权委托书。

（3）申请人为死亡患者法定继承人的，应当提供患者死亡证明及其死亡患者法定继承人的有效身份证明、死亡患者与法定继承人关系的法定证明材料。

（4）申请人为死亡患者法定继承人代理人的，应当提供患者死亡证明、死亡患者法定继承人及其代理人的有效身份证明，死亡患者与其法定继承人关系的法定证明材料，代理人与法定继承人代理关系的法定证明材料和授权委托书。

（5）申请人为基本医疗保障管理和经办机构的，应当按照相应基本医疗保障制度和有关规定执行。

（6）申请人为保险机构的，应当提供保险合同复印件，承办人员的有效身份证明，患者（就诊者）本人或者其代理人同意的法定证明材料；患者死亡的，应当提供保险合同复印件，承办人员的有效身份证明，死亡患者法定继承人或者其代理人同意的法定证明材料。合同或者法律另有规定的除外。

（7）公安、司法机关因办理案（事）件，需要收集、调取电子病历资料的，应当提供由公安、司法机关出具的调取病历的法定证明及执行公务人员的有效身份证明、有效工作证明。

（8）经办人为代理律师的，还应同时出具法院立案证明和授权委托书。

12. 医疗机构可以为申请人复印或者复制电子病历资料的范围按照国家卫生计生委和国家中医药管理局《医疗机构病历管理规定（2013版）》执行。

13. 医疗机构受理复印或者复制电子病历资料申请后，按照《病历书写基本规范》和《中医病历书写基本规范》要求，病历尚未完成，申请人要求复印（复制）病历时，可以对已完成病历先行复印（复制），在医务人员按照规定完成病历后，再对新完成部分进行复印（复制）。医疗机构应留存复印（复制）申请记录、复印（复制）内容记录、申请人有效身份证明复印件及其法定证明材料、有效工作证明、单位介绍信、保险合同复印件等。

14. 复印或者复制的病历资料经申请人和医疗机构双方核对无误后，医疗机构应当在电子病历纸质版本上加盖证明印记，或提供已锁定不可更改的病历电子版。

15. 发生医疗事故争议或依法需要封存电子病历时，应当在医患双方在场的情况下，对电子病历共同确认，锁定电子病历并制作完全相同的纸质版本供签封。

医疗机构申请封存电子病历时，应告知患方共同实施病历封存，患方拒绝或放弃实施病历封存的，医疗机构可以在公证机构公证的情况下，对电子病历进行确认，由公证机构签封电子病历纸质版本。

封存的纸质病历资料由医疗机构保管。封存后的电子病历可以继续记录和使用。

病历尚未完成，需要封存病历时，可以对已完成病历先行封存，签封其电子病历纸质版本，当医师按照规定完成病历后，再对新完成病历部分进行封存，签封其电子病历纸质版本。

开启封存电子病历纸质版本应当在签封各方在场的情况下实施。

16. 医疗机构应根据原卫生部《病历书写基本规范》《中医病历书写基本规范》《电子病历基本规范（试行）》《中医电子病历基本规范（试行）》以及江苏省卫生和计划生育委员会《病历书写规范》（第 2 版，2015 年）等医疗法规设置电子病历的质量监控要点，开发、使用电子病历质量控制软件，实行病历质量管理信息化。

17. 住院期间的重要诊疗记录，如首次病程记录、手术记录、术后病程记录、转出（入）记录等应及时续页打印，其他记录可满页打印。

18. 中医电子病历的管理参照国家中医药管理局《中医电子病历基本规范（试行）》执行。

第五节　门诊处方书写规范与格式

一、处方书写规范

（一）经注册的执业医师在执业地点取得相应的处方权，并须在执业机构和药学部门、门诊部签名留样及专用签章备案后方开具处方。

（二）医师应当按照治疗规范、药品说明书中的药品适应证、药理作用、用法用量、禁忌、不良反应和注意事项等开具处方。

（三）处方为开具当日有效。特殊情况下需延长有效期的，由开具处方的医师注明有效期限，但有效期限最长不超过 3 天。急诊处方的在普通处方的右上角注"急"字，要优先调剂发药。

（四）处方记载的患者一般项目应清晰、完整，并与病历记载相一致。

（五）每张处方只限于一名患者的用药。

（六）处方字迹应当清楚，不得涂改。如有修改，必须在修改处签名及注明修改日期。

（七）处方一律用规范的中文或英文名称书写。医疗机构或医师、药师不得自行编制药品缩写名或用代号。书写药品名称、剂量、规格、用法、用量要准确规范，药品用法可用规范的中文、英文、拉丁文或者缩写体书写，但不得使用"遵医嘱""自用"等含糊不清字句。

（八）年龄必须写实足年龄。西药、中成药要分别开具处方，每一种药品必须另起一行。每张处方不得超过五种药品。

（九）用量。一般应按照药品说明书中的常用剂量使用，特殊情况需超剂量使用时，应注明原因并再次签名。

（十）开具处方后空白处方应画一斜线，以示处方完毕。

（十一）初诊处方一般不得超过 7 日用量；急诊处方一般不得超过 3 天用量；根据上级主管部门及医疗机构的具体要求，按照疾病诊断，对于某些慢性病、老年病，处方用量不超过半个月量；纳入规定病种（指各类恶性肿瘤、系统性红斑狼疮、血友病、再生障碍性贫血、精神分裂症、情感性精神病有慢性肾功能衰竭的透析治疗和列入诊疗项目的器官移植后的抗排异治疗）和高血压冠心病、肺结核、糖尿病、慢性肝炎等需长期服药的慢性病、老年病，处方不超过一个月量。但医师应注明理由。抗菌药物处方用量应遵守有关抗菌药物临床合理应用管理规定。

（十二）药品名称以《中华人民共和国药典》收载或药典委员会公布的《中国药品通用名称》或经国家批准的专利药品名为准。如无收载，可采用通用名或商品名。药品简写或缩写必须为国内通用写法。中成药和医院制剂品名的书写应当与正式批准的名称一致。

（十三）药品剂量与数量一律用阿拉伯数字书写。

（十四）药品、毒药、精神药物不得缩写或简写，其用量必须按有关规定使用。麻醉药品注射剂每张处方为一次常用量；控缓释制剂，每张处方不得超过 7 天常用量；其他剂型，每张处方不得超过 3 日常用量。

（十五）第一类精神药品注射剂，每张处方为一次常用量；控缓释制剂，每张处方不得超过 7 日常用量；其他剂型，每张处方不得超过 3 日常用量。哌甲酯用于治疗儿童多动症时，每张处方不得超过 15 日常用量。

（十六）第二类精神药品一般每张处方不得超过 7 日常用量；对于慢性病或某些特殊情况的患者，处方用量可以适当延长，医师应当注明理由。

（十七）为门诊医保患者开具辅助药品，每张处方不超过一种；对一般门诊医保患者开乌灵胶囊、胚宝胶囊、补肾益脑胶囊、利血生、益血生等药品，每张处方不超过 15 日常用量；对伴有白细胞下降情况门诊医保患者开具利血生、益血生药品，每张处方不超过 30 日常用量。

（十八）医师利用计算机开具普通处方时、需同时打印纸质处方，其格式与手写处方一致，打印处方经签名或盖章后有效。

二、处方格式

1. Rp.

    泼尼松片 5mg×12 片

    Sig.5mg tid

2. Rp.

    西酞普兰片 20mg×14 片

    用法：1 次 / 日早 1 片或 Sig.20mg qd

3. Rp.

    阿普唑仑片 0.4mg×28 片

    Sig.0.4mgqn

4. Rp.

    乌灵胶囊 0.33×84 粒

    Sig.0.66gtid 或用法：2 粒 3 次 / 日

5. Rp.

    呋麻滴鼻液 8ml×1 支

Sig. 滴鼻 3 次 /2 日

6. Rp.

10% 鱼石脂软膏 20 克

用法：外用 2 次 / 日

7. Rp.

5% 葡萄糖注射液 500ml

银杏达莫针 10ml aaⅢ

Sig. ivgtt qd

8. Rp.

0.9% 氯化钠注射液 500ml

青霉素钠针 480 万 U

用法：静脉滴注即刻

或

Inj.N.S 500ml

Inj.Penicilline 480 万 U

Sig.ivgtt.St.

9. Rp.

氯氮平片 25mg×60 片

用法：3 次 / 日早 2 片、中 2 片、晚 4 片或

用法：3 次 / 日早 50mg、中 50mg、晚 100mg

（胡勤刚　闫　翔　谢思静）